AF296714

MALADIES PRODUITES

PAR

LES CHAMPIGNONS PARASITES

ACTINOMYCOSE

NÉOPLASIQUE LIMITÉE

PAR

Le Dr Paul DUCOR

AVEC DOUZE FIGURES DANS LE TEXTE

PARIS

LIBRAIRIE J.-B. BAILLIÈRE ET FILS

19, RUE HAUTEFEUILLE, PRÈS DU BOULEVARD SAINT-GERMAIN

1896

[illegible]

[illegible]

[illegible]

[illegible]

CONTRIBUTION A L'ÉTUDE

DE L'ACTINOMYCOSE

EN FRANCE

MALADIES PRODUITES

PAR

LES CHAMPIGNONS PARASITES

ACTINOMYCOSE

NÉOPLASIQUE LIMITÉE

PAR

Le Dr Paul DUCOR

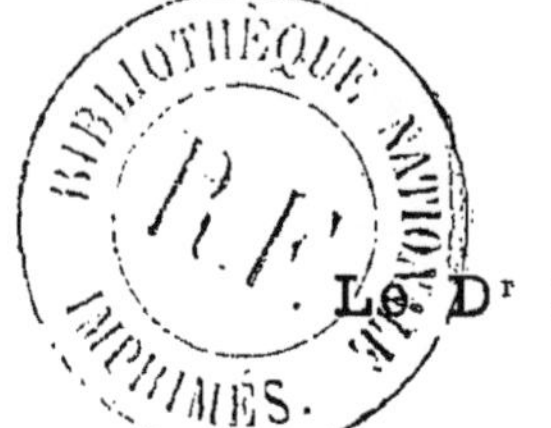

AVEC DOUZE FIGURES DANS LE TEXTE

PARIS

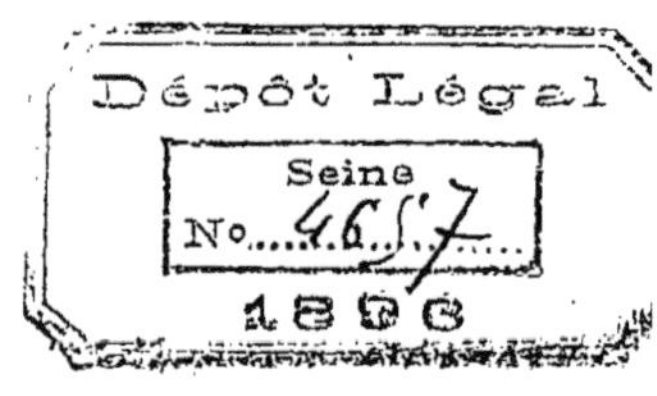

LIBRAIRIE J.-B. BAILLIÈRE ET FILS

19, RUE HAUTEFEUILLE, PRÈS DU BOULEVARD SAINT-GERMAIN

1896

INTRODUCTION

Une visite faite au marché de la Villette, le 31 juillet 1893, à l'occasion du Congrès de la tuberculose, m'avait permis d'observer chez les Bovidés deux cas d'*Actino-mycose*, affection curieuse causée par un champignon parasite de l'homme et des animaux, dont l'étude m'intéressa particulièrement.

Mon attention ayant été appelée sur ce point, j'ai été assez heureux pour reconnaître, chez une malade dont je rapporte l'histoire, une forme d'actinomycose non encore diagnostiquée en France, et que de très nombreux médecins, parmi lesquels les plus éminents, avaient cru être une tumeur de nature sarcomateuse.

Avant de reproduire le texte du mémoire que j'ai présenté sur ce sujet à l'Académie de médecine, le 7 avril 1896, et de compléter l'histoire de ma patiente depuis cette date jusqu'à aujourd'hui, j'ai cru devoir d'abord, divisant cette étude en plusieurs parties, résumer brièvement, dans un premier chapitre, l'histoire générale des maladies produites par les champignons pathogènes; m'en tenant avant tout aux points qui intéressent la pratique et laissant les descriptions didactiques aux traités spéciaux, je dirai ensuite les signes les plus ordinaires de l'actinomycose et les caractères principaux du champignon qui produit cette maladie, que le détail de mon observation fera d'ailleurs mieux connaître.

Je saisis cette occasion pour remercier M. R. Blanchard de son très bienveillant rapport dans lequel il veut bien appuyer mes conclusions, après avoir affirmé que mon observation d'actinomycose circonscrite « est la première qui ait été constatée en France » (1).

Un médecin de province ayant publié, avant la lecture de M. R. Blanchard, le résumé de mon observation avec les photographies que j'avais prises de la malade, plusieurs personnes ont insisté pour que j'affirme à nouveau mon droit de priorité; je croyais toute équivoque impossible, mais puisqu'elle pourrait subsister, je me rends au désir de témoins désintéressés.

(1) R. BLANCHARD. Rapport sur un mémoire de M. Ducor concernant l'étude de l'actinomycose en France, 4 août 1896, *Bull. de l'Acad. de méd.*, 3e série, t. XXXVI.

CONTRIBUTION A L'ÉTUDE

DE L'ACTINOMYCOSE

EN FRANCE

I

Des maladies produites par les champignons parasites ou mycoses en général.

La liste des champignons parasites de l'homme a été longtemps réduite aux seuls organismes des teignes et du muguet, dont l'existence signalée en de nombreux travaux, de 1841 à 1844, par un observateur isolé, Gruby (1), fut malheureusement rejetée, grâce à l'opposition des autorités dermatologistes, alors en faveur, Cazenave, Erasmus Wilson, qui, déniant d'abord toute action pathogène aux champignons décrits, arrivaient même à les considérer comme des êtres imaginaires; de sorte que, malgré l'adhésion de plusieurs savants, Bazin, Hardy, Ch. Robin, aux idées nouvelles, malgré l'appui fourni par les observations de quelques jeunes travailleurs (2), si la lumière ne fut pas

(1) GRUBY. Recherches sur la nature, le siège et le développement du porrigo decalvans ou phyto-alopécie, *C. R. de l'Acad. des sc.*, 1843, t. XVII, p. 301. — Recherches sur les cryptogames qui constituent la maladie contagieuse du cuir chevelu décrite sous le nom de teigne tondante (Mahon), herpès tonsurant (Cazenave), *Ibid.*, 1844, t. XVIII, p. 543.

(2) F.-P. JOUSSEAUME. *Des végétaux parasites de l'homme*, Th. de Paris, 13 août 1862.

complètement mise sous le boisseau, du moins la défaveur fut assez forte pour paralyser pendant près d'un demi-siècle l'étude des *mycoses*.

On découvrit bien quelques *microsporon*, on constata bien la présence fortuite de quelques moisissures dans l'oreille externe ou dans les voies aériennes; mais ces cryptogames avaient été considérés comme de simples commensaux végétant d'une façon banale sur des matières organiques et non comme de vrais parasites.

La découverte capitale de l'*actinomycose* et les belles études récentes sur l'*aspergillose pulmonaire* (1) ont singulièrement élargi ces horizons : on a la preuve que l'ennemi ne se contente plus d'attaquer le tégument et les premières voies ; il pénètre profondément dans le corps, il envahit les organes les plus internes et y cause des lésions redoutables, comparables à celles du cancer, de la tuberculose et de la syphilis.

Ces études intéressantes ne sont qu'à leurs débuts ; on peut prévoir que l'avenir va leur donner une extension considérable et que le champ de la mycologie pathologique s'élargira à mesure qu'on s'en occupera davantage et que l'on connaîtra mieux aussi les maladies des différentes races humaines et des diverses régions du globe.

Ces prévisions, exprimées par R. Blanchard dans sa magistrale exposition des maladies produites par les parasites animaux et végétaux (in *Traité de pathologie générale* de Bouchard), se réalisent tous les jours : les observations se multiplient et, grâce à l'appui fourni par les travaux provenant des sources les plus diverses, bactériologie, médecine vétérinaire, médecine humaine, le rôle capital joué en pathologie par les *microphytes*, sans être suffisamment connu, n'est plus contesté par personne.

D'autre part, quelque redoutables que soient les désordres causés par les champignons parasites, ils laissent généralement plus de prise à la défense de l'organisme et

(1) Rénon. *Recherches cliniques et expérimentales sur la pseudo-tuberculose aspergillaire*, Th. de Paris, 1893.

partant à la thérapeutique que les bactéries pathogènes, parce qu'à l'inverse de ceux-ci, ils ne peuvent pas, à l'aide des sécrétions toxiques, réaliser des lésions viscérales généralisantes.

Dans son ouvrage récent et si complet sur les toxines, ptomaïnes et leucomaïnes, le professeur A. Gautier (1) ne fait pas mention de toxines élaborées par les champignons parasites. Déjà Kotliar (2) avait pu affirmer que l'*aspergillus*, par exemple, ne produit pas de toxines, et, d'après ses recherches, la cause immédiate de la mort, dans les cas d'aspergillose, tient à une asphyxie des tissus. Voici comme : le mycélium, qui apparaît parfois très abondamment au sein de certains viscères, a besoin d'oxygène pour se développer, que cet oxygène soit libre ou combiné ; on peut donc penser que l'infection aspergillaire consiste en un simple phénomène de concurrence vitale, en une lutte pour l'oxygène engagée entre l'organisme et le champignon.

Et cette règle n'est pas seulement vraie pour les *Aspergillus ;* elle l'est aussi pour les *Mucor*, les *Saccharomyces*, les *Oïdium*, les *Nocardia* et autres microphytes (Blanchard, loc. cit.).

Contrairement aux bactéries, les champignons parasites ne paraissent donc pas empoisonner l'organisme par des sécrétions toxiques ; ils agissent localement, se développant au détriment des éléments anatomiques dont ils contrarient le fonctionnement ; ceux-ci, d'ailleurs, résistent parfois avec un succès complet, mais, dans tous les cas, ils réagissent toujours de telle façon que les champignons parasites de l'homme et des animaux supérieurs sont, suivant l'expression de Fuckel, des *Fungi imperfecti*, c'est-à-dire des états inférieurs de champignons plus élevés : aucun d'eux n'arrive, dans la lésion qu'il détermine, à produire autre chose que des *conidies* ou des *endospores*.

---

(1) Gautier (Armand). *Les toxines microbiennes et animales.*

(2) E. Kotliar. Contribution à l'étude de la pseudo-tuberculose aspergillaire, *Ann. de l'Institut Pasteur*, 1894, t. VIII, p. 479.

C'est grâce aux travaux du mycologue français Tulasne (1), démontrant expérimentalement que l'ergot de seigle ou *Sphacelia segetum* n'est qu'un état de développement du *Claviceps purpurea*, que nous avons acquis la notion certaine de ce polymorphisme des champignons parasites, fait capital qui domine l'histoire tout entière de la mycologie parasitaire.

Une déduction pratique de la plus haute importance découle de la connaissance de ces notions : à savoir la différence du pronostic et partant du traitement, suivant que l'on se trouve en présence d'une mycose ou d'une des affections microbiennes avec lesquelles on a trop souvent confondu les maladies causées par les champignons parasites.

On voit tout ce que ces études présentent de particulièrement intéressant au point de vue scientifique et au point de vue clinique et on comprend la passion avec laquelle sont recherchées et examinées ces affections mycosiques, malheureusement encore trop peu connues.

Parmi elles, nulle n'est étudiée avec autant d'ardeur que l'actinomycose; on a même pu dire que dans l'histoire de la médecine, il y a peu d'exemples de maladies étant sorties aussi brusquement de l'obscurité et ayant été, en aussi peu d'années, l'objet de tant de recherches, à l'étranger d'abord et maintenant en France de tous les côtés, de Lille à Toulouse, de Lyon à Bordeaux, à Paris comme à Reims et à Tours.

Nous allons étudier rapidement ses caractères les mieux établis, en nous plaçant au point de vue pratique. Heureux si nous pouvons contribuer à faire plus facilement reconnaître une maladie qui, sans être très fréquente, est beaucoup plus répandue qu'on ne l'a cru jusqu'à ces derniers temps, et dont nous deviendrons facilement les maîtres quand nous saurons nous familiariser avec elle et la dépister ; alors que, méconnue, elle produit des ravages comparables à ceux des plus redoutables infections.

(1) TULASNE. *Histoire et monographie des champignons hypogés*, Paris 1862.

II

Caractères cliniques et diagnostiques
de l'actinomycose.

Maladie parasitaire commune à l'homme et aux animaux, causée par le développement dans les tissus d'un champignon, *nocardia bovis*, dont on a d'abord noté l'aspect radié et qui a été dénommé pour cela *actinomyces bovis* (ὀκτίν, ινος, rayon, μύκης, champignon), l'actinomycose peut attaquer tous les organes et revêtir par conséquent divers aspects qui rendent impossible une description d'ensemble.

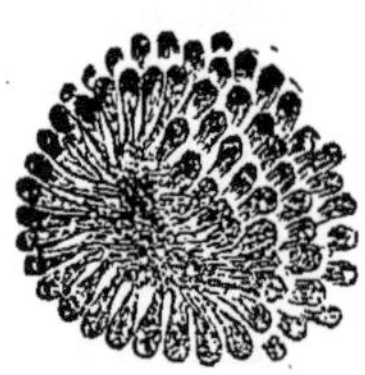

Fig. 1. — *Actinomyces bovis* (fig. 1/2 schématique).

On peut dire cependant que la maladie une fois établie est caractérisée par des collections purulentes à surface criblée de petits trous en rapport avec des trajets fistuleux, par lesquels s'écoulent des glaires tenaces, contenant les grains jaunes caractéristiques.

La présence de l'actinomycète se révèle en effet à l'œil nu sous forme de *grains actinomycosiques*, offrant l'aspect de grains de sable, généralement de couleur jaune, comparée à celle du soufre ou de l'iodoforme, parfois de couleur rougeâtre, disséminés dans une couche glaireuse ; quelquefois, surtout au début des accidents, ils présentent une teinte blanc grisâtre et peuvent, au contraire, paraître noirâtres dans des lésions anciennes. Ces grains sont d'ailleurs facilement altérables, ce que peut nous faire prévoir notre connaissance de l'état inférieur des champignons parasites de l'homme en général et leur recherche est parfois des plus délicates dans les cas même les plus avérés d'actinomycose.

L'étude biologique et morphologique complète du parasite, de ses procédés de coloration et de culture, nous entraînerait trop loin ; d'ailleurs l'examen si intéressant, pratiqué par M. de Grandmaison sur un fragment de la tumeur dont je rapporte l'histoire, comblera facilement cette lacune. Je dirai seulement un mot de la place que doit occuper l'actinomycète dans la classification, place indéterminée jusqu'à ces derniers temps et difficile à établir, vu le polymorphisme du parasite.

Nous n'avons plus maintenant à discuter la question, non résolue encore dans des traités récents, à savoir si l'*actinomyces bovis* de Harz est une algue ou une moisissure ; les travaux de MM. Metchnikoff, Nocard, Sauvageau et Radais, Strauss, Domec démontrent péremptoirement que l'actinomycète est bien réellement un champignon et non une bactérie.

Sauvageau et Radais (1) en font un champignon dont tous les caractères concordent avec ceux du genre *Oospora*, auquel ces observateurs rapportent toute une série de microphytes de très petite taille, *streptothrix*, *actinomyces*, *micromyces* qui offrent, en effet, avec les *Oospora*, une grande ressemblance morphologique, mais qui s'en distinguent par leurs dimensions beaucoup plus restreintes, ainsi que le fait remarquer R. Blanchard, et pour lesquels Trevisan a créé avec raison le genre Nocardia (1889).

La *Nocardia bovis* R. Blanchard, *Actinomyces bovis* Harz 1877, dénommée aussi *Discomyces bovis* Rivolta 1878, *Bacte-*

______

(1) C. Sauvageau et M. Radais. Sur les genres Cladothrix, Streptothrix, Actinomyces et description de deux Streptothrix nouveaux, *Ann. de l'Institut Pasteur*, 1892, t. VI, p. 242.

rium actinocladothrix Afanassiew 1888, *Nocardia actinomyces* Toni et Trevisan 1889, *Streptothrix actinomyces* Doria 1892, *Oospora bovis* Sauvageau et Radais 1892, présente sous le microscope une zone centrale constituée par un entrecroisement très serré de filaments mycéliens, qui présentent une paroi progressivement épaissie et se terminent dans la zone périphérique par des renflements en massue.

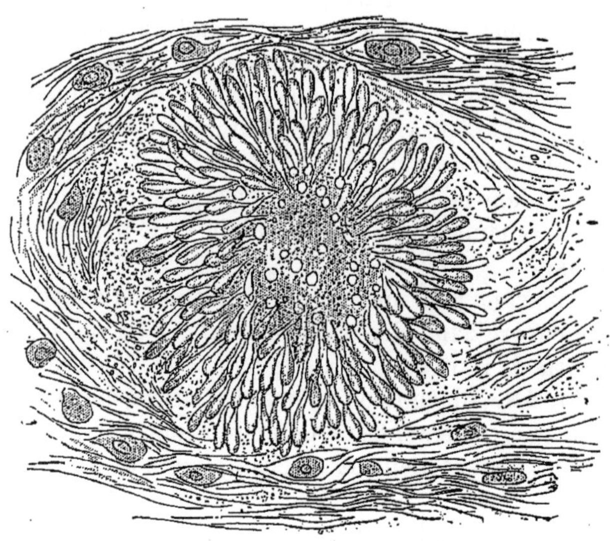

FIG. 2. — *Granulation d'actinomycose,* ✕ *600* (R. Blanchard).

Ces renflements avaient paru d'abord à certains observateurs être des organes de reproduction analogues à des exospores ou conidies, devant donner naissance à des spores ; c'était une erreur. Tout le monde admet maintenant que ces renflements sont des produits de dégénérescence ; ils ne s'observent d'ailleurs en culture que quand les grains sont mal nourris. Les préparations de M. de Grandmaison (fig. 10 et 11) sont, à ce point de vue, très démonstratives et montrent la différence d'aspect du champignon à l'intérieur de la tumeur, où il est en pleine activité, et à la partie extérieure, où il est en pleine dégénérescence.

Ajouterai-je qu'on connaît à l'heure actuelle une douzaine

d'espèces de champignons appartenant à la classe des Nocardies, dont huit sont pathogènes et qui ont entre eux de
si étroites ressemblances morphologiques, qu'on ne saurait
les distinguer s'ils ne différaient par leur culture et leur
action à l'égard de nos organes?

Aussi bien, le tableau sérieusement étudié de leurs affi-
nités naturelles légitime absolument le groupement des
Nocardies, qui doivent être définitivement retirées de la
classe des bactéries et placées parmi les microphytes, où la
plupart d'entre eux représentent ces *fungi imperfecti* auxquels il a déjà été fait allusion.

Certes, cette classification, justement à cause de l'état
évolutif de ces parasites, n'est peut-être pas absolument dé-
finitive, mais elle repose sur des bases solides et si je me
suis laissé entraîner à développer trop copieusement peut-
être ce chapitre de théorie, c'est que ces notions sont absolument récentes et, bien que prévues par plusieurs observateurs, ne peuvent être tenues pour certaines que depuis
l'étude de R. Blanchard, à laquelle j'ai dû faire de nombreux emprunts.

Avant de décrire la localisation la plus fréquente de l'actinomycose qui est celle de la face et du cou, étudions rapidement
son mode de végétation et de transmission dans l'organisme.

Répandu surtout à la surface des graminées, l'actinomycète trouve naturellement dans ce milieu les conditions les
plus favorables à son développement complet, si bien que,
transporté dans les tissus animaux, il y perd peu à peu une
partie de sa virulence ; virulence qu'il retrouve, du reste, si
on le transplante à nouveau sur des grains d'orge, de seigle
ou de blé ; il prospère, d'ailleurs, non seulement sur les graminées, mais aussi sur les végétaux les plus divers et sur
les écorces de certains arbres en particulier.

Ce phénomène, bien en rapport avec ce que nous savons
de la dégénérescence facile du champignon transporté dans
les tissus animaux, a déjà été expérimentalement établi par
Liebman (1). On comprend ainsi que la contamination, très

(1) Liebman. L'actinomico dell'uomo, *Arch. per le Scienze Med.*, 1891.

active par les plantes, dans certaines conditions, est aussi
faible que possible, quasi nulle par les animaux malades.

Les bovidés sont les animaux chez lesquels l'actinomycose a été tout d'abord et le plus souvent observée ; ils con-
tractent généralement la maladie par la bouche, grâce aux
excoriations qu'y déterminent fréquemment, soit le fourrage
mêlé presque toujours de plantes plus ou moins piquantes,
soit la paille ou les graminées elles-mêmes ; que dans ces
excoriations, parfois profondes, de la muqueuse, s'implan-
tent les parcelles alimentaires imprégnées du parasite et

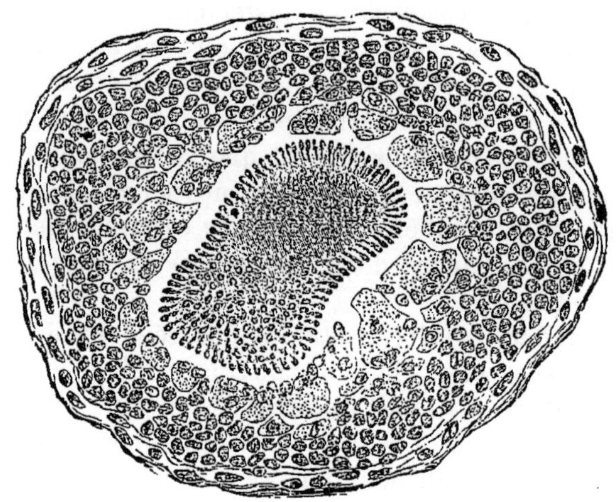

Fig. 3. — *Langue actinomycosique.*

voilà l'inoculation réalisée ; il en résulte le plus souvent au
maxillaire une infiltration néoplasique nettement limitée ; à
la langue, l'affection désignée par les paysans allemands
sous le nom pittoresque de *Holzzungue, langue de bois,* se tra-
duit par des nodosités tuberculeuses. Dans les deux cas, la
marche des lésions est généralement lente et on n'observe
pas de tendances envahissantes.

Pour l'homme, le mécanisme de l'inoculation est analogue ;
de très nombreuses observations concluantes se rapportent à
des personnes en contact professionnel avec le fourrage, la
litière des bestiaux, garçons de ferme, valets d'écurie, culti-

vateurs ; tels le moissonneur s'ouvrant une ampoule avec sa faucille et voyant un foyer actinomycétique succéder à la petite plaie (1) ; un autre, ayant avalé un épi tombé accidentellement dans la cruche où il venait de boire, atteint ensuite d'actinomycose au point même où l'épi s'était fiché dans le pharynx (2). Souvent — tel est le cas de la malade dont je rapporte l'histoire — l'inoculation est produite par des fétus de paille ou des épis de graminées, que certaines personnes ont la mauvaise habitude de porter constamment à leur bouche et de mâchonner.

Parfois la porte d'entrée est des plus bizarres ; ainsi, chez une femme de quarante-sept ans, manquant des soins hygiéniques élémentaires qui, couchée sur une paillasse remplie de blé, présente au niveau du sacrum, après un décubitus prolongé, une ulcération dans la suppuration de laquelle on constata des grains d'actinomycète, provenant de la paillasse sur laquelle la patiente était restée si longtemps étendue (3).

Chez le malade de M. Lucet, l'actinomycose se développa sur une plaie consécutive à un coup de pied de cheval.

C'est à l'époque où le fruit des céréales est sec et où l'homme vient à son contact, soit pour la récolte, soit pour le battage, soit pour tout autre motif, que l'on voit se multiplier les cas d'actinomycose ; 65 cas sur 84, soit 77 p. 100, d'août à janvier, d'après la statistique de Boström (4), et seulement 19 de février à juillet, c'est-à-dire 23 p. 100.

Dans les localisations pulmonaires on a pu incriminer justement l'inhalation des poussières.

Quant à l'infection par les viandes de boucherie, elle paraît des moins probables pour plusieurs motifs : atténuation de la virulence du parasite en dehors des végétaux, localisation des lésions qui, sauf la langue, n'attaquent guère les

---

(1 et 2) BERTHA. *Wien. Med. Wochens.*, 1888, n° 35.

(3) BRAATZ. Zur actinomycose. Zweibacterien im. Harn, *St-Petrsb. Med. Wochens.*, 1889, n⁰ˢ 14 et 15.

(4) BOSTRÖM. Untersuchungen über die Actinomycosis des menschen., *Beitr. z. pathol. Anat. u. z. Allg. Pathol.*, 1889, t. IX, p. 1.

parties destinées à l'alimentation, abatage du bétail avant
que les désordres se soient manifestement étendus.

Ceci étant, il n'est pas extraordinaire qu'aucune mesure
sanitaire ne soit appliquée en France à l'actinomycose des
animaux. D'après l'opinion de M. Nocard (1), généralement
adoptée, il suffit de détruire seulement les tissus infectés ;
il n'y aurait lieu d'interdire complètement la vente que
dans les cas où les lésions sont généralisées, ainsi que cela
se fait pour la tuberculose.

Cependant, il est prudent de prendre, au contact des animaux malades, les soins hygiéniques les plus complets : sa-
vonnages des régions exposées qui suffisent à écarter tout
danger d'infection cutanée, isolement des plaies par taffetas,
collodion, etc., soins assidus pour éviter le transport des
matières infectantes au contact des muqueuses, propreté
absolue de la bouche. Si la contamination directe est peu à
redouter, il faut toujours craindre la contagion médiate par
quelque germe qui, déposé sur le fourrage, la litière, les
harnais, etc., pourrait y trouver des conditions propres à
exalter sa virulence.

Quelle que soit la porte d'entrée du parasite, la maladie
se manifeste au maxillaire inférieur par des troubles fonctionnels, pris souvent au début pour des accidents dus à
un abcès dentaire ou à une éruption difficile de la dent de
sagesse : difficulté d'ouvrir et de fermer la bouche, douleurs
violentes survenant par crises ; puis on voit apparaître une
tuméfaction aplatie, étalée, diffuse, de consistance molle au
centre, avec une induration très grande autour du foyer
originel.

Abandonnée à elle-même, la tumeur ne tarde pas à ga-
gner en surface ; toujours très indurée dans une assez
grande partie, ramollie par places, elle s'ulcère et sa surface est parsemée d'une série d'orifices fistuleux, dont les
trajets sinueux constituent un véritable labyrinthe aux pa-

---

(1) Nocard et Leclainche. *Encycl. d'hyg. et de méd. publ.* de J. Rochard, 1890. — Nocard, Goodal (de Christchurch), Ponfick (de Breslau),
Tranow (de Moscou). Congr. intern. d'hyg. de Londres, août 1890.

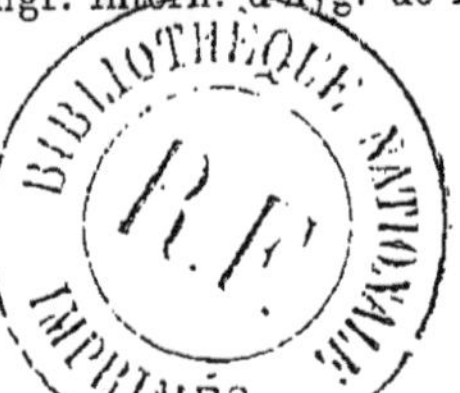

2

rois couvertes de granulations fongueuses et tremblotantes; parfois, le stylet aboutit sur l'os envahi à son tour; mais à l'inverse de la tuberculose qui, dans l'os, peut débuter par la partie centrale, l'actinomycose procède *toujours de dehors en dedans* et n'atteint l'os qu'après avoir détruit la barrière opposée par le tissu conjonctif, peau, muscles, périoste.

Il y a là un caractère précieux pour le diagnostic entre les deux maladies, caractère en rapport avec la différence de mœurs et d'origine de l'actinomycète et du bacille tuberculeux.

De même, dans les localisations thoraciques et abdominales, les lésions parenchymateuses ne se produisent pas d'emblée, mais seulement après les lésions interstitielles.

Je n'insiste pas sur ce nouveau signe permettant de mieux diagnostiquer deux maladies présentant plusieurs points de contact; mais ce que nous avons déjà dit sur l'action locale de l'actinomycète nous explique parfaitement que les lésions actinomycosiques ne peuvent se produire que progressivement, du point d'entrée au point d'arrivée, par l'action directe du parasite, incapable d'agir par ses sécrétions, à l'inverse des bactéries.

Les gencives sont donc altérées avant que l'os ne soit atteint; les dents se déchaussent et se mobilisent.

Les dimensions mêmes du champignon s'opposent à sa pénétration dans les vaisseaux lymphatiques; d'où l'intégrité à peu près constante des ganglions, sauf lorsqu'il s'est produit une infection associée, streptococcique, staphylococcique ou autre.

Dans les cas d'infection actinomycosique à distance, cette infection s'est faite par embolie vasculaire et non par propagation lymphatique ou par toxines.

A cette période, le chirurgien est parfois intervenu; malheureusement l'aspect du mal fait souvent, au début, penser à une lésion inflammatoire des mâchoires, à des accidents causés par l'éruption difficile d'une dent de sagesse, puis à un abcès froid syphilitique ou tuberculeux, ou enfin à une affection sarcomateuse, et le malade peut être irrémédiablement perdu parce que le diagnostic n'a pas été fait à temps;

alors qu'il est toujours possible de soupçonner la maladie et
de la reconnaître par l'analyse des symptômes et par l'examen répété des sécrétions fistulaires contenant en suspen-
sion les grains jaunes caractéristiques.

Inversement, le traitement spécifique ou l'action chirurgicale ont dû souvent guérir des lésions actinomycosiques,
dénommées à tort syphilis ou cancer.

Telle est la forme la plus ordinairement décrite de l'actinomycose, plus grave au maxillaire supérieur par suite de
sa tendance à envahir les régions voisines et à fuser de
proche en proche, ainsi que plusieurs observateurs en ont cité
des exemples remarquables. Chez un malade de Ponfick (1),
la lésion, partant du maxillaire supérieur, s'étendit vers l'extérieur par des trajets multiples, et envahit en même temps
la base du crâne ; s'étalant ensuite, après destruction des
méninges, au-devant de la colonne vertébrale, avec prolon-
gements variés jusqu'à la hauteur de la quatrième vertèbre
dorsale, elle oblitéra par thrombus les deux veines jugu-
laires et envahit tous les viscères abdominaux, si bien que
le malade *vermoulu* succomba dans le marasme, quatorze
mois après le début des accidents.

Ces dissections terribles des tissus vivants, qu'on ne pourrait croire compatibles avec la tolérance relative des organes
et la durée de la maladie, ont été observées encore assez
souvent, surtout dans les localisations vertébrale ou pleuro-
pulmonaire (2).

Le pronostic n'est point toujours aussi sombre et la guérison spontanée est certainement possible, même dans les
formes cérébrale, thoracique ou abdominale. Dans tous les
cas, l'heureuse issue du mal est singulièrement facilitée par
le traitement spécifique, qui est basé sur l'emploi de l'iodure
de potassium jusqu'à saturation ; l'action de celui-ci doit

(1) Ponfick. Ueber eine wahrscheinlich aus dem Gebiete der Mycosen
des Menschen, *Arch. f. pathol. Anat. u. physiol.*, 2 sept. 1888.

(2) Netter. Maladies aiguës du poumon et de la plèvre. *Traité de médecine* de Charcot, Bouchard et Brissaud. — Ringeard. Th. de Paris,
1896, 413.

être aidée par le régime tonique le plus complet, dont l'effet
me paraît aussi remarquable dans certains cas d'actinomy-

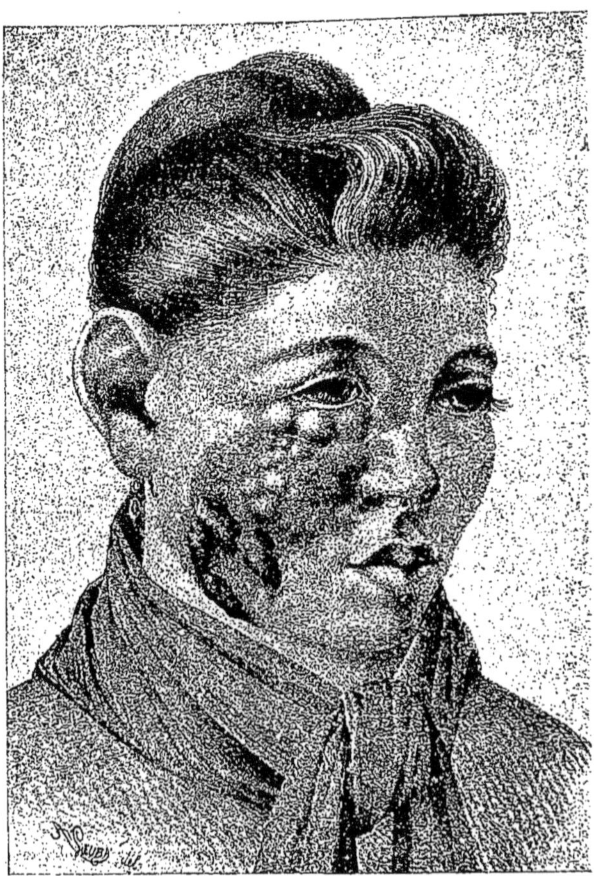

Fig. 4. — *Actinomycose de la face.*

Tumeurs hémisphériques de différents diamètres qui font saillie à la
surface. En bas, vers l'angle de la mâchoire, quatre nodosités qui sont
déjà attaquées par le traitement, en partie scarifiées et recouvertes de
croûtes (G. Gautier).

cose que dans certaines formes de tuberculose ; je ne saurais
trop insister sur ce point.

C'est à ce moment que le chirurgien doit intervenir, lorsque, l'ancienneté des lésions ne permettant pas une régression complète, il y a lieu de nettoyer, curer, drainer les trajets fistuleux dans lesquels on aura préalablement essayé l'action des injections iodées et des nombreuses préparations antiseptiques dont l'emploi a réussi à différents observateurs : iodoforme, sublimé, nitrate d'argent, bleu de méthylène, etc.

L'iodure de potassium, disons-nous, doit être employé jusqu'à saturation ; il y a donc intérêt à utiliser toutes les voies d'absorption. Dans un cas d'actinomycose de la face confondue d'abord avec un lupus, M. Darier, la région s'y prêtant, a très heureusement utilisé le traitement électro-chimique de M. Gautier, c'est-à-dire une injection d'iodure de potassium décomposé par le courant d'une pile. Le résultat favorable de ces séances électrolytiques semble prouver l'efficacité du procédé recommandé par l'auteur : iode naissant et chlorure de cuivre ; mais, pour des motifs divers, cette expérience n'a pas été renouvelée. Nous devons à l'obligeance de M. Gautier la reproduction de la figure ci-contre (fig. 4), qui permet de se rendre compte de la différence entre cette manifestation actinomycosique et celle de notre malade. (Voyez fig. 7, 8 et 9.)

Dans les localisations cérébrales, abdominales, thoraciques, cutanées, les lésions sont en rapport avec leur siège ; leur étude détaillée nous entraînerait trop loin ; il nous suffira d'appeler l'attention sur les signes diagnostiques des principales manifestations actinomycosiques.

Si la complexité des lésions rend plus difficile une description générale, cette complexité même peut aider puissamment au diagnostic en éveillant l'idée d'actinomycose, surtout dans ces cas où l'aspect des lésions, la marche de la maladie rendent le diagnostic hésitant et le font varier non seulement d'un observateur à l'autre, mais encore chez le même observateur qui, croyant au début à une affection aiguë, voit ensuite évoluer chroniquement une tumeur aux allures souvent paradoxales.

Ce caractère d'incohérence, de fantaisie, si précieux pour le diagnostic, cet aspect caméléonesque, comme dit

Carter (1), avait attiré l'attention des premiers observateurs et, à l'occasion d'une actinomycose multiple ayant évolué d'abord sous l'apparence d'une affection syphilitique des muscles, avec production d'abcès à foyers multiples, Israël (Société de médecine de Berlin, 4 janvier 1888) a bien mis en lumière l'aptitude du parasite à provoquer et la suppuration et la formation néoplasique, tandis que les autres agents pathogènes ne produisent, en général, que l'un ou l'autre de ces processus.

En même temps que l'on constate ce mélange d'inflammation et de néoplasie, on voit à la fois les lésions existantes tendre à la cicatrisation et de nouveaux foyers se former par propagation de proche en proche ; d'où production de nombreuses fistules criblant très finement la peau ou les muqueuses, tantôt dans un point, tantôt dans l'autre ; second caractère des plus importants, dans les cas où les lésions se trouvent en communication avec l'extérieur.

Cette production de fistulettes peut être considérée comme caractéristique et doit immédiatement appeler l'attention sur la possibilité d'une manifestation actinomycosique.

En décrivant rapidement l'actinomycose des maxillaires, nous avons, en même temps, indiqué les principaux éléments du diagnostic clinique sur lequel nous reviendrons dans le courant de l'observation qui suit. Ce diagnostic clinique doit être accompagné, bien entendu, de la recherche microscopique des grains, dont la détermination n'est pas toujours facile. Outre qu'ils peuvent manquer dans les portions de tissu examiné, on doit se garder de les confondre avec des parasites voisins : nocardies ou pseudo-actinomycoses, leptothrix, aspergillus niger ou fumigatus et même avec des cristaux de leucine ou de cholestérine.

Que si l'actinomycète atteint le cerveau, à la suite d'une embolie, la lésion évolue comme un néoplasme méningé ; lorsque la propagation s'est faite directement, nous avons

(1) CARTER. Note on the apparent similitary between mycetoma and actinomycosis, *Transact. of the Med. and Phys. Soc. of Bombay*, 1886.

tous les signes des inflammations cérébrales et méningées ; le diagnostic est difficile, mais il n'est pas impossible ; c'est ainsi que l'inflammation cérébro-méningée, de nature actinomycosique, a pu être soupçonnée et affirmée avec raison dans plus d'un cas.

Si les premières voies digestives ou respiratoires sont envahies, on peut voir se développer tous les signes de l'angine de Ludwig, dont on doit soupçonner la nature actinomycosique lorsqu'on constate ces propagations sous forme d'abcès de voisinage, ou plus fréquemment sous forme d'infiltration néoplasique ; cette infiltration peut aller jusqu'à se traduire par un plastron ligneux, soudant la tête au thorax et, bien entendu, présentant les fistules caractéristiques en même temps que l'absence de ganglions.

Dans l'abdomen, l'actinomycète se cantonnera surtout dans les points où s'arrêtent plus ou moins longtemps les matières et les corps étrangers ingérés, c'est-à-dire dans le cæcum et l'appendice. Si on ne le rencontre pas plus souvent en France, c'est qu'on ne pense pas à le chercher ; je m'en suis expliqué dans le mémoire présenté à l'Académie et reproduit ci-après.

Dans les cas de typhlite, pérityphlite, appendicite, le début souvent insidieux, les accidents mal définis, font penser d'abord, dans les cas aigus, à un état typhoïde, à une poussée d'appendicite tuberculeuse ; bientôt, le parasite cheminant vers l'extérieur, on constate en un point de l'abdomen l'empâtement œdémateux et dur qui caractérise l'actinomycose, aussi bien dans la forme abdominale que dans la cervico-faciale.

Dans les cas chroniques les plus communs, les caractères du début sont encore plus effacés, l'évolution beaucoup plus lente ; parfois des phénomènes graves de compression se produisent. On pense alors à un fibrome de la paroi, à un cancer du cæcum. Lorsque le pus arrive enfin à se faire jour, avec formation des fistules signalées dans les autres régions, au milieu du plastron pathognomonique, si la lésion est méconnue, c'est que les médecins n'ont pas suffi-

samment présente à l'esprit, la possibilité et la fréquence
des manifestations abdominales de l'actinomycose.

Certains observateurs ont démontré que l'on peut établir
le diagnostic avant la formation de l'inflammation néoplasique et des fistules, en constatant dans les selles la présence
du champignon rayonné. Malheureusement, dans ces cas
encore plus que dans les précédents, la découverte du parasite est des plus délicates, et il peut être recherché en vain.

L'actinomycose est-elle thoracique, nous pourrons penser
à toutes les affections aiguës ou chroniques du poumon ou
des plèvres, tant que nous n'aurons pas eu l'idée de rechercher les grains jaunes dans les crachats ; leur apparition y
est heureusement précoce et, lorsqu'elle est constatée, permet le diagnostic avec la tuberculose, de même qu'avec
l'aspergillose.

. Que le début soit aigu ou insidieux, l'affection se distin-
gue d'abord de la tuberculose parce qu'elle produit rarement, au début, des hémoptysies, et que le lieu d'élection
réside dans les lobes moyen et inférieur, et non dans les
sommets ; de plus, on constate ensuite, en même temps que
les symptômes pleuro-pulmonaires, des signes de tumeur
du médiastin ; enfin, suivant la marche ordinaire de l'actinomycose, survient l'empâtement de la paroi qui, cuirassée
par le plastron pathognomonique, ne tarde pas à se fistuler
en même temps que les viscères intrathoraciques sont en-
vahis à différents degrés, si le traitement n'a pas été insti-
tué et suivi comme il convient.

La forme cutanée est rarement observée à l'état de pureté,
c'est-à-dire sans que les tissus sous-jacents aient été pris en
même temps. Dans ces cas, si l'on ne considère pas les caractères cardinaux de l'actinomycose : absence de ganglions, plastron ramolli au centre avec fistules nombreuses,
signes tirés de l'état général, on croira se trouver le plus
souvent en face de lésions tuberculeuses, cancéreuses ou
syphilitiques ; on a même, dans un cas, porté le diagnostic de farcin, après celui de fièvre typhoïde et de tuberculose.

Le diagnostic doit, en dernière analyse, être basé sur

l'examen microscopique, et les erreurs seront facilement
évitées lorsqu'on prendra l'habitude de discuter l'actinomycose au même titre que toute autre cause d'inflammation ou
de néoplasie, surtout dans les affections d'allure étrange et

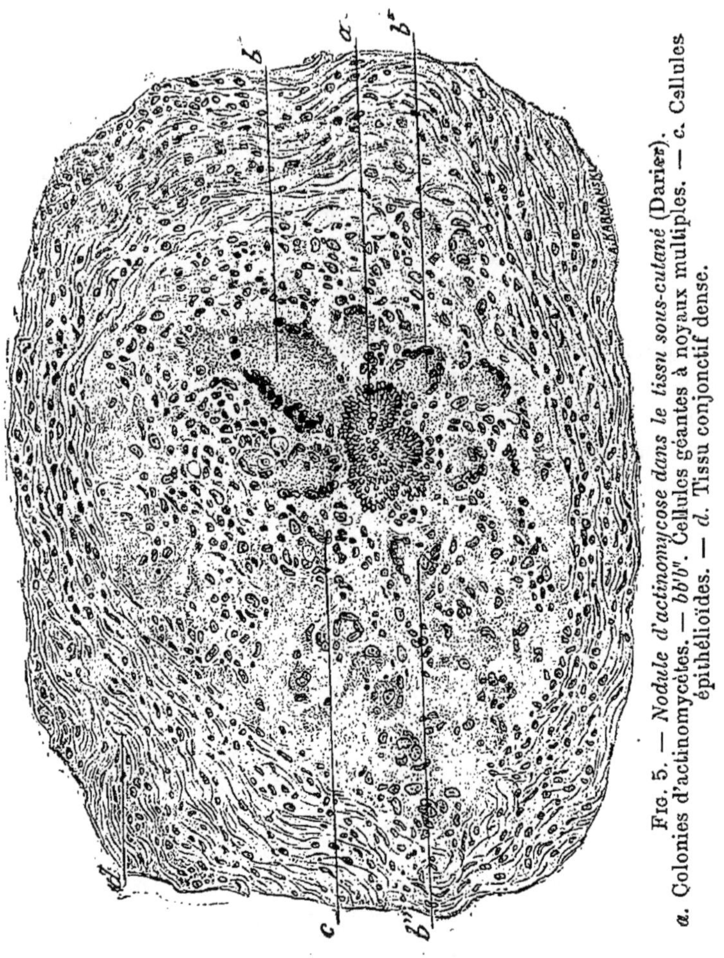

Fig. 5. — *Nodule d'actinomycose dans le tissu sous-cutané* (Darier). *a.* Colonies d'actinomycètes. — *bb'b".* Cellules géantes à noyaux multiples. — *c.* Cellules épithélioïdes. — *d.* Tissu conjonctif dense.

paradoxale, présentant des **caractères** d'hybridité et de polymorphisme que l'on n'a pas l'habitude de rencontrer et
sur lesquels j'ai déjà appelé l'attention.

A côté des manifestations cutanées de l'actinomycose, on

peut placer l'étude d'une maladie très voisine, confondue encore très récemment avec elle par de nombreux auteurs, et qui ne peut plus être considérée que comme une pseudo-

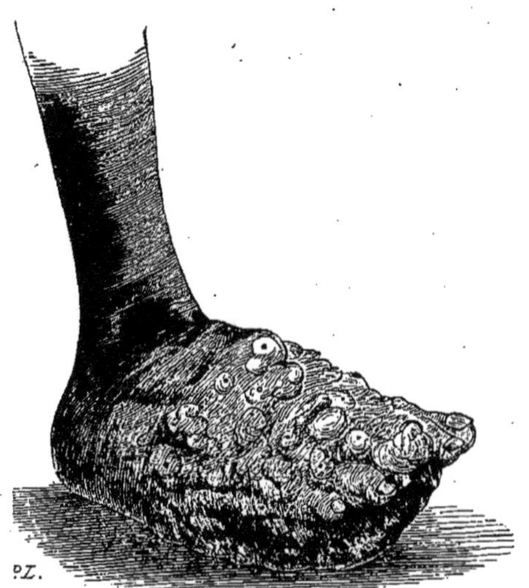

Fig. 6. — *Pied de Madura.*

actinomycose ; c'est le *mycétome*, dénommé d'abord *pérical*, *pied de Madura*, à cause de sa fréquence dans la région de Madura, ville située dans le sud de l'Hindoustan.

Cette affection, à marche chronique très lente, est due à une *nocardie*, la *nocardia Maduræ* (R. Blanchard) ou *streptothrix Maduræ* (H. Vincent, 1894) ; elle s'établit d'une façon insidieuse et peut durer longtemps avant de nécessiter l'intervention médicale. Localisée surtout aux pieds, elle peut cependant atteindre aussi les mains et même d'autres régions. Débutant soit à la face plantaire, soit à la face dorsale, soit sur les côtés, elle amène un gonflement diffus du pied, dont la surface, devenue peu à peu irrégulière, se couvre de petites nodosités, qui, d'abord dures et consistantes, finissent par se ramollir et s'abcéder, couvrant les téguments d'une série d'orifices par lesquels s'écoule un liquide purulent contenant des grains rouges, gris, noirâtres, caractéristiques de la maladie, n'offrant jamais la couleur jaune soufre de l'actinomycète.

L'étiologie paraît semblable pour le mycétome et l'actinomycose, écorchure, piqûre principalement par les épines de l'*acacia arabica*, s'observant plus spécialement chez les ouvriers des champs, pâtres, mariniers, colporteurs. D'après les cas traités à l'hôpital civil d'Hyderabad, elle siège 90 fois sur 100 au pied ou à la main. Sa marche progressive aboutit fréquemment à l'épuisement et nécessite souvent l'amputation ; dans ce dernier cas, on obtient souvent une guérison radicale, sans récidive. Elle ne paraît pas influencée par l'iodure de potassium.

Répandue dans tout l'Hindoustan, constatée en Cochinchine, en Afrique, elle n'a pas été observée chez les Européens.

Pour les pseudo-actinomycoses dues à d'autres microphytes voisins, le diagnostic avec l'actinomycose vraie ne pourra guère être établi que par l'examen microscopique, les colorations et les cultures ; elles sont, d'ailleurs, beaucoup moins fréquentes que celle-ci, et leurs manifestations ont été, comme celles de l'actinomycose vraie, confondues avec des lésions syphilitiques, cancéreuses ou tuberculeuses.

Pour terminer, dans cette étude préliminaire, ce qui a trait au diagnostic, je ferai remarquer qu'une forme encore beaucoup plus rarement reconnue jusqu'à ce jour est celle que j'ai été assez heureux pour diagnostiquer chez la malade dont je rapporte l'histoire ; c'est la forme dite circonscrite ou néoplasique limitée constituée, comme chez les Bovidés, par une tumeur à évolution lente et chronique, simulant un ostéo-sarcome et pouvant aussi en imposer, ainsi que je l'ai démontré le premier, pour la maladie kystique des mâchoires.

L'observation de cette malade, portée à la connaissance d'un très grand nombre de médecins et de chirurgiens, a déjà été l'occasion de bien des diagnostics rétrospectifs dans des cas nombreux où ces observateurs avaient eu à soigner, sans en soupçonner alors la nature, des tumeurs actinomy-

cosiques qui avaient été dénommées ostéo ou cysto-sar-
come, tumeurs polykystiques, maladie kystique, kyste mul-
tiloculaire, etc., considérées enfin comme une variété de
cancer.

Ce qui m'a paru constituer l'intérêt original de cette
observation, ce qui m'a engagé à la publier avec détails, ce
n'est pas seulement parce que j'ai pu ainsi relater le premier cas d'actinomycose néoplasique limitée, reconnue en
France, mais aussi parce que cette communication m'a permis d'appeler, pour la première fois, l'attention sur les rapports des tumeurs kystiques avec l'actinomycose, et de
transformer ainsi, de la façon la plus avantageuse, les notions relatives à la pathogénie de ces tumeurs, à leur pronostic et à leur traitement.

III

Actinomycome du maxillaire à forme néoplasique limitée datant de huit ans.

(*Communication à l'Académie de médecine, le 7 avril 1896.*)

Les observations d'actinomycose semblent se multiplier suffisamment depuis deux ou trois ans (1) pour permettre de croire que la question doit être bien connue de la plus grande partie du corps médical français et que par conséquent la publication d'un cas nouveau ne saurait offrir un bien grand intérêt.

Cependant, d'une part, depuis que M. Nocard communiqua, en 1887, à l'Académie de médecine, le premier cas d'actinomycose humaine, diagnostiquée en France par M. Lucet, vétérinaire à Courtenay, le total des observations publiées dépasse à peine le chiffre de 40; le nombre des cas connus n'est donc pas véritablement bien élevé dans notre pays.

D'autre part, le diagnostic vrai a été bien rarement porté au début des accidents; le plus souvent, il a été établi seulement après que de nombreux médecins, ne pensant pas à

(1) Voyez le Supplément bibliographique, p. 71.

l'actinomycose, avaient supposé le malade atteint de toute autre affection.

Enfin l'actinomycose se présente sous des aspects si variés, suivant la forme et le siège du mal, la date du début, les associations microbiennes fréquentes, l'influence variable du traitement, la tendance plus ou moins marquée à l'envahissement ; son évolution est modifiée par tant d'éléments divers que chaque observation nouvelle peut servir à fixer un trait dans l'histoire d'une maladie de laquelle on ne saurait donner facilement une description d'ensemble ; car ses manifestations osseuses, cutanées, viscérales, paraissent, de prime abord, d'une nature aussi différente que semblent l'être, pour un observateur non prévenu, la coxalgie, l'adénite scrofuleuse, la phtisie pulmonaire.

De plus, la question se complique de celle des maladies parasitaires voisines (botriomycose, etc.) et des pseudo-actinomycoses (pied de Madura, etc.), dont la séparation avec l'actinomycose vraie, prévue par plusieurs observateurs, Cunningham, Hesse, Paltauf, Gémy et Vincent, Boyce et Surveyor, a été récemment établie par M. R. Blanchard.

C'est ce qui me décide à publier l'histoire d'une malade, soumise depuis neuf ans à l'observation de très nombreux médecins et chirurgiens, parmi lesquels les plus autorisés de Paris et de la province, qui, n'ayant pas songé à rechercher les signes de l'actinomycose, ont cru se trouver en présence d'une tout autre manifestation morbide ; et cependant j'ai pu, chez la personne qui fait le sujet de cette étude, diagnostiquer, à distance, une forme, très rarement reconnue d'ailleurs, de la maladie qui nous occupe.

Ma malade, actuellement âgée de quarante-deux ans, appartient aux classes élevées de la société ; d'une très bonne santé habituelle, elle a des antécédents héréditaires excellents : sa mère est vivante, son père et ses grands-parents sont morts de maladies aiguës dans un âge avancé.

En 1870, à l'âge de seize ans, elle contracte, en Corse, une fièvre paludéenne de moyenne intensité ; peu après (juin 1870), surviennent des douleurs vives au niveau d'une dent molaire inférieure droite ; on pratique une incision qui donne issue à du pus et à la suite de laquelle les accidents disparaissent graduellement.

Juillet. Un mois plus tard, se déclare une fièvre typhoïde guérie sans incidents notables.

En 1888, dix-huit ans après, à Libourne, où elle habitait à cette époque, la malade est prise brusquement, en pleine santé (28 mars), de douleurs modérées siégeant en arrière de l'angle inférieur de la mâchoire du côté droit, au niveau et un peu au-dessous du lobe de l'oreille. Trois jours après, apparaît une tuméfaction de la région parotidienne et temporale du même côté, ayant présenté immédiatement le volume d'une grosse noix et accompagnée d'un trismus assez sensible. Un médecin militaire, qui a occasion de voir la malade, diagnostique les oreillons.

8 avril. La douleur et la tuméfaction persistant, sans d'ailleurs production de fièvre, le docteur Demptos (de Libourne) porte le diagnostic d'abcès, qu'il ouvre par une incision de la peau ; la petite plaie opératoire donne issue à un liquide clair, dont l'écoulement dure près de deux mois, sans interruption, ce qui fait supposer une fistule salivaire, consécutive à une blessure du canal de Sténon, fistule qui guérit d'ailleurs sans laisser de traces. A la suite de l'intervention, les douleurs disparaissent peu à peu et la tumeur diminue de moitié ; le trismus est à peine sensible.

15 mai. La malade fait à Paris un séjour de trois semaines, pendant lesquelles sa tumeur est soumise à quelques séances d'électrisation.

29 juin. On constate une tuméfaction du maxillaire et de la joue, à l'angle de la mâchoire. M. Fabre, dentiste à Libourne, extrait à différentes reprises trois dents toutes en parfait état ; la malade n'a d'ailleurs jamais souffert des dents depuis le mois de juin 1870 ; aujourd'hui encore, pas une des dents restées en place n'est cariée.

Le professeur Lanelongue (de Bordeaux), appelé en consultation, croit à des accidents occasionnés par une éruption difficile de la dent de sagesse ; il conseille d'ouvrir la tumeur par la voie buccale. L'incision donne issue à un liquide séro-hématique, couleur jus de pruneau ; la tumeur diminue de nouveau très sensiblement de volume à la suite de l'intervention ; mais les mâchoires sont encore très légèrement contracturées.

En 1889, l'état reste à peu près stationnaire ; cependant on constate, à de rares intervalles, l'issue d'une petite quantité de pus par l'orifice de l'incision ; la très légère constriction des mâchoires qui persiste n'empêche pas les mouvements de la mastication ; les douleurs peu marquées surviennent par crises semblables, dit la malade, à des rages de dents.

En 1890, les crises douloureuses augmentent peu à peu de fréquence et d'intensité ; cependant la difformité causée par la tumeur est assez peu sensible pour que la malade continue à aller dans le monde et puisse, le 8 avril, se rendre au bal, décolletée.

Le 10 juillet, étant alors installée près de Paris, elle consulte un médecin des hôpitaux, qui l'avait déjà vue à différentes reprises ; espérant avoir affaire à un kyste ou à un simple abcès, il fait au thermocautère une large incision de la mâchoire qui, malgré une triple tentative, ne donne issue à aucun produit.

A partir de ce moment, les douleurs deviennent atroces et la tumeur, augmentant très rapidement de volume, occupe peu à peu la situation actuelle et présente l'apparence que nous aurons à décrire ; si bien que le même médecin, revoyant la malade quinze jours après, porte définitivement le diagnostic de sarcome.

En 1891, la malade est vue par le docteur Léon Labbé, puis en novembre par le professeur Lannelongue (de Paris).

En 1893, les crises douloureuses et la gêne de la mastication augmentent peu à peu. A partir de ce moment, la malade est suivie par M. le docteur Trognon, qui s'attache à combattre les phénomènes douloureux par la morphine, assure du mieux possible l'alimentation et en même temps maintient l'asepsie buccale par des irrigations très fréquentes d'eau boriquée tiède.

9 juin. La malade est vue en consultation par MM. Tillaux,

Routier, Labadie-Lagrave, qui portent le diagnostic d'ostéo-sarcome et conseillent l'ablation du maxillaire ; elle refuse l'opération et en juillet consulte le docteur Lecoq, curé de Guiseniers (Eure), auquel la tumeur paraît être de nature parasitaire. Un peu plus tard, à Tours, le diagnostic porté est sarcome.

Février 1894. La malade est vue par M. le docteur Hutinel, dont le diagnostic est sarcome.

Elle s'adresse à M. Boberg, médecin suédois, qui pratique le massage de la tumeur jusqu'au mois de novembre, époque à laquelle ce massage est abandonné à la suite des incidents ci-après.

Octobre. L'ouverture pratiquée au thermocautère, en juillet 1890, qui ne s'était jamais entièrement cicatrisée, redonne par intermittences issue à des produits muco-purulents.

20 novembre. A la suite d'une séance de massage, qui est définitivement interrompu dès ce jour, il survient une douleur atroce siégeant particulièrement tout le long de la branche montante du maxillaire, accompagnée de forte fièvre ; en même temps s'établit une suppuration qui ne doit plus tarir et qui devient peu à peu plus abondante ; par intervalles, se produisent des hémorragies en nappe, dont on devient très difficilement maître ; la muqueuse gingivale dans la partie atteinte est comme criblée d'une série de petites ouvertures fistuleuses, presque imperceptibles, par lesquelles s'écoule incessamment un liquide muco-purulent, strié de glaires tenaces ; la faiblesse est extrême, l'alimentation très difficile.

Janvier 1895. Tous les troubles s'accentuent ; l'état général est des plus graves et, le 13 février, la situation devient absolument inquiétante ; les vomissements inces-sants, le délire, l'extrême petitesse du pouls et tous les symptômes pré-agoniques font croire à une fin prochaine.

14 février. Contre toute attente, le tableau est modifié par l'évacuation brusque d'une énorme quantité de pus, à la suite de laquelle se produit une détente assez sensible.

Peu après, M. Trognon pratique par la peau, dans la partie supérieure de la tumeur, une ponction qui donne issue à des produits séro-sanguinolents, couleur jus de pruneau ; la petite plaie opératoire se cicatrise très vite ; une seconde ponction, pratiquée plus tard, se comporte de même.

Avril. L'état général s'améliore peu à peu ; les crises douloureuses s'atténuent ; la malade peut faire quelques pas et, trois mois après, être transportée dans le Loiret, où elle reprend quelques forces ; mais la maigreur persiste, ainsi que les troubles fonctionnels : tuméfaction, trismus, hémorragies intermittentes, suppuration presque continue.

La malade est vue à Châteaurenard par le docteur Bizet, puis, près de Coulommiers, par le docteur Rouillon, qui, considérant la durée et la marche bizarre de la maladie, ne peuvent arriver à déterminer la nature de la tumeur, mais se refusent à croire à un cancer.

En août, elle est soignée à Versailles, par le docteur Laurent, qui se rallie au diagnostic : sarcome ; diagnostic accepté par plusieurs autres médecins très distingués qui ont occasion de voir la patiente à Paris, où elle rentre en septembre ; l'état général est alors des plus mauvais et les troubles morbides de plus en plus accentués jusqu'au 28 octobre, époque à laquelle, mis au courant de la maladie, je puis établir à distance, dans des circonstances tout à fait particulières, le diagnostic d'actinomycose.

Voici comment, par l'analyse de certains commémoratifs, et sans avoir vu la malade, je pus reconnaître l'affection dont elle était atteinte : une de mes clientes vient me consulter pour certains troubles, dont elle attribue la persistance à la fatigue, causée par des veilles prolongées auprès d'une amie très malade, atteinte depuis huit ans, me dit-elle, d'un sarcome énorme des mâchoires, donnant lieu à des crises douloureuses, intermittentes, et à une suppuration presque continue, d'ailleurs sans odeur.

Le fait d'une tumeur des mâchoires aussi considérable et d'aussi longue durée, donnant lieu à des douleurs intermittentes avec une sécrétion comme celle qui m'est décrite, me porte à croire qu'il ne s'agit pas d'ostéo-sarcome, et, d'autre part, le geste fait par ma cliente pour représenter la volu-

mineuse tumeur de son amie, me fait penser à la possibilité
d'une manifestation actinomycosique, analogue à celle des
bovidés, que j'avais pu observer à la Villette, en 1893, ainsi
que je l'ai dit plus haut, pendant une visite faite à l'occasion
du Congrès de la tuberculose; visite m'ayant permis d'examiner avec attention deux bœufs atteints d'actinomycose,
l'un de la langue, l'autre, du maxillaire inférieur, et d'étudier ensuite une question qui me paraissait aussi intéressante que peu connue.

L'interrogatoire de ma cliente m'apprend que les produits déversés incessamment dans la bouche, par une mul-
titude de petits orifices, sont constitués par du pus et par
une matière glaireuse, très visqueuse, au milieu de laquelle,
à plusieurs reprises, on a observé quelques petits corps
colorés en jaune ou en roux, de la grosseur et de la forme
d'un grain de semoule.

J'avais à tenir compte de cette constatation qui paraissait
se rapporter aux éléments caractéristiques de l'actinomycose, mais je sentais mon impression confirmée surtout par
la présence de fistulettes très fines et nombreuses ; j'insiste
sur ce point, car, c'est un des faits dont j'ai été le plus
frappé dans la lecture de nombreuses observations; et il
faut certainement attacher une grande importance à la
constatation de nombreux orifices, criblant une tumeur que
l'on pourrait croire sarcomateuse.

La remarque a déjà été faite, mais elle ne me paraît pas
avoir suffisamment attiré l'attention des observateurs, de
même que le fait d'un trismus précoce et persistant, déjà
signalé comme un caractère précieux pour le diagnostic de
l'actinomycose.

L'examen de la malade, sur lequel je reviendrai, me
donne la certitude que je suis bien en présence d'un actinomycome ; mais, voulant appuyer mon affirmation sur une
preuve bactériologique, et en attendant de me rencontrer
avec M. Trognon, médecin habituel de la malade, je fais
recueillir les sécrétions de la nuit, dans lesquelles je crois
reconnaître des fragments de mycélium que je soumets au
contrôle de M. Nocard.

En son absence, son chef de laboratoire, ayant examiné les échantillons recueillis, ne peut déceler la présence de produits actinomycétiques, et me fait part du résultat de ses recherches, négatif, d'ailleurs, tant au point de vue de la tuberculose que de l'actinomycose ; il trouve de nombreux organismes, tels que la bouche en recèle, et des streptocoques en très grande quantité.

Ce premier résultat négatif n'ébranlait pas ma conviction, car je connais la facile altérabilité de l'actinomycète, de nombreux examens successifs étant souvent nécessaires pour découvrir les corpuscules caractéristiques, dissociés ou perdus dans une gangue glaireuse très tenace. Aussi, je me préparais à provoquer une seconde analyse des produits, lorsque, le 9 novembre, M. Nocard m'apprit qu'en reprenant l'examen, il avait constaté la présence du mycélium actinomycosique.

Le microscope ratifiait ainsi le diagnostic que j'avais pu établir cliniquement à distance par l'analyse des commémoratifs et qui m'avait paru indiscutable après examen direct de la tumeur.

Je dois présentement faire connaître l'état de la malade au moment de cet examen, le 4 novembre.

Ainsi qu'on peut s'en rendre compte par l'examen des trois photographies prises de face et des deux profils, la tumeur, dont le volume paraît être celui de la tête d'un fœtus à terme, très proéminente en avant et à droite, occupe tout le côté droit de la face (fig. 7), au-dessous du niveau du rebord orbitaire, et empiète légèrement sur le côté gauche, de telle façon que la bouche, complètement déplacée, paraît tout entière être située sur la joue gauche et qu'on ne peut en apercevoir la moindre trace quand la malade se présente du côté droit (fig. 8).

Les lèvres ne pouvant se rapprocher, la bouche reste constamment entr'ouverte (fig. 9) et laisse apercevoir la muqueuse gingivale recouvrant une mâchoire très développée dans tous les sens et criblée d'une foule de petits orifices par lesquels s'écoulent incessamment des produits muqueux filiformes très tenaces ; ceux-ci ne se détachent que diffici-

lement sous l'influence de lavages à l'eau boriquée chaude,
qui sont pratiqués presque sans interruption.

Quand on examine la malade de face, l'oreille droite ne

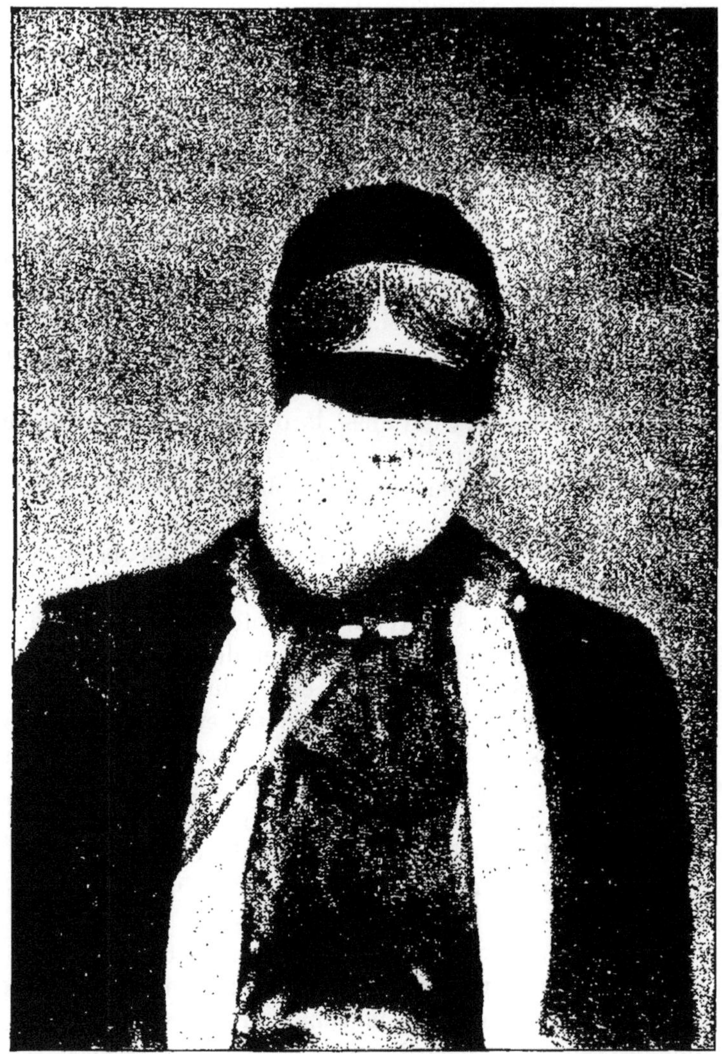

Fig. 7.

Actinomycome circonscrit du maxillaire inférieur vu de face.

peut être aperçue; un peu au-dessous d'elle et visible surtout sur le profil, on aperçoit une bosselure parotidienne, à
l'endroit même où débuta le mal en 1888, au moment où

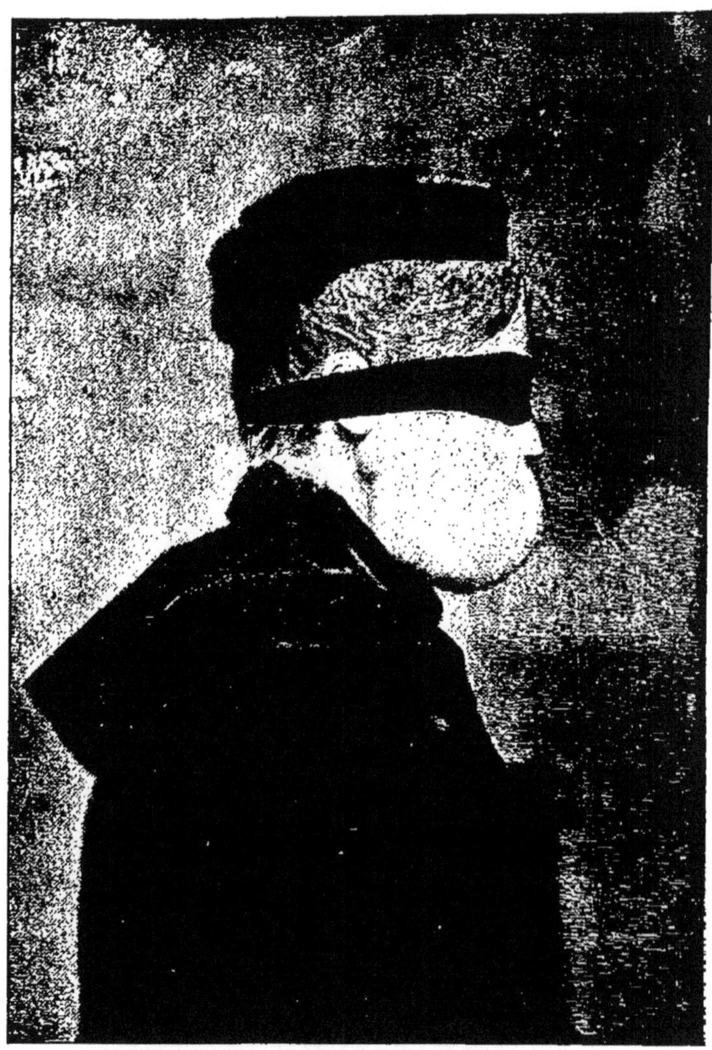

Fig. 8.

Actinomycome circonscrit du maxillaire inférieur vu de profil (côté droit).

on crut aux oreillons. C'est, d'ailleurs, la seule proéminence perceptible; le reste de la tumeur est absolument lisse; la peau d'une coloration normale, mais vascularisée, est sou-

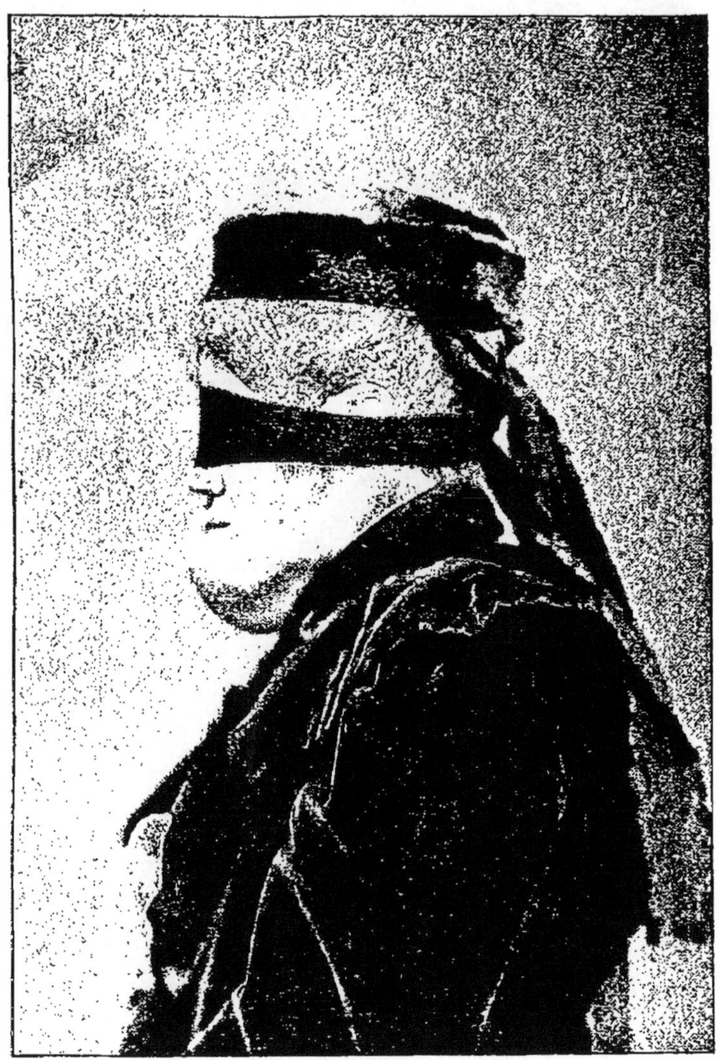

Fig. 9.

Actinomycome circonscrit du maxillaire inférieur vu de profil (côté gauche).

ple, sans adhérences, absolument intacte; on n'aperçoit même pas la trace des trois ponctions pratiquées dans la portion primitive de la tumeur. En dedans, le sillon naso-labial est effacé à droite par suite du développement en avant de la tumeur, qui obture en partie la narine droite et rejette presque horizontalement à gauche le sillon médian.

La hauteur de la tumeur prise en abaissant une perpendiculaire de la tempe, en dehors de l'angle externe de l'œil, à la limite inférieure du maxillaire à droite, est de 16 centimètres; à gauche, la même mensuration donne 10 centimètres; la même perpendiculaire abaissée de l'angle interne de l'œil à la même limite inférieure est de 14 centimètres et demi à droite, 10 centimètres à gauche. Pour avoir une idée de l'épaisseur, j'ai tiré une ligne horizontale, allant du milieu de la nuque à la sous-cloison; j'ai trouvé ainsi 29 centimètres à droite, 22 à gauche.

Cette description minutieuse m'a paru nécessaire pour donner une idée de l'apparence et du volume remarquables de cette tumeur, dont l'aspect extérieur est absolument semblable à celui de l'actinomycome des bovidés, et qui me frappa, dès mon premier examen de la malade, par sa ressemblance avec l'actinomycome soumis à mon observation en 1893.

A la palpation, la tumeur donne par places la sensation d'une induration ligneuse qui se manifeste, pour ainsi dire, par îlots plus ou moins étendus : elle n'englobe pas toute la masse; à côté de portions scléreuses offrant une résistance absolue à la pression, on trouve quelques parties ramollies, fluctuantes, devant faire croire à l'existence d'abcès ou de fongosités. On rencontre bien là les caractères de cette consistance particulière, pathognomonique, dont la description est devenue classique.

La sensibilité à la pression est modérée; presque nulle sur les parties ligneuses, elle est plus marquée sur les parties à consistance demi-molle, particulièrement dans la région parotidienne.

La tumeur, qui comprend toute la moitié droite du maxillaire et un peu de la branche horizontale à gauche, présente une très grande épaisseur : 8 ou 9 centimètres de largeur, sur une hauteur de 6 centimètres environ, dans la portion intra-buccale qui peut être mesurée ; elle offre des limites très nettes dans tous les points que le doigt peut atteindre ; la langue se meut avec la plus grande facilité ; la région sus-hyoïdienne est absolument libre.

Les recherches les plus minutieuses ne permettent pas de découvrir la moindre trace d'engorgement ganglionnaire ; c'est là, d'ailleurs, un signe classique de l'actinomycose, en rapport avec l'absence de sécrétions toxiques et avec le volume des grains jaunes, dont les dimensions sont supérieures à celles des vaisseaux lymphatiques.

Le développement du maxillaire empêche le contact des lèvres, ainsi qu'on peut s'en rendre compte par l'examen de la figure 9. D'autre part, le trismus, qui persiste à un degré plus ou moins marqué depuis le début des accidents, ne permet qu'un écartement très faible des mâchoires, insuffisant pour un examen commode et complet de la bouche, et suffisant à peine pour l'absorption des aliments liquides, grâce auxquels la malade peut se sustenter ; une bonne partie de ces aliments s'écoule d'ailleurs au dehors, pendant les manœuvres nécessaires pour leur intromission.

La paroi antérieure est tapissée d'une muqueuse très vascularisée, lisse, à coloration rouge assez marquée, présentant deux ou trois points violacés ; un examen attentif fait reconnaître les nombreux pertuis dont j'ai parlé à différentes reprises ; par un ou deux de ces pertuis s'échappent de petits filaments muqueux que les lavages répétés finissent par entraîner ; cette paroi, très épaisse, déborde de toutes parts le niveau des lèvres et ne laisse pas apercevoir les dents de la mâchoire supérieure.

Il reste dix-neuf dents toutes saines : treize au maxillaire supérieur, six au maxillaire inférieur ; quelques-unes sont déplacées au voisinage de la tumeur ; quatre des dents qui manquent ont été extraites par M. Fabre, dentiste à Libourne, alors qu'on croyait à des accidents causés par la dent de sagesse ; les autres l'ont été à Paris, soit par M. Blocman, soit par M. le docteur Thomas ; plusieurs de ces extractions, la dernière surtout, en décembre 1894, ont donné lieu à des hémorragies copieuses, qui ont très vivement impressionné la malade.

La malade a été depuis cette époque examinée, au point de vue de son système dentaire, par M. le docteur Moiroud, avec lequel j'ai pratiqué récemment le moulage de la tumeur.

La paroi supérieure, beaucoup plus anfractueuse, présente, dans sa partie médiane, une vaste cavité résultant de l'incision au thermocautère, pratiquée en juillet 1890 et sur laquelle on remarque une couche d'un produit puriforme, semi-concret; le stylet introduit, soit dans cette cavité, soit dans les petits orifices dont j'ai parlé, se trouve arrêté ou bien conduit sur des masses fongueuses, qui saignent avec une déplorable facilité et ne permettent pas un examen approfondi.

Il n'a pas été fait, jusqu'à ce jour, d'examen biopsique de la tumeur, mais mon diagnostic me paraissant très suffisamment motivé, je ne juge plus cet examen indispensable, et j'y renonce, à cause de la tendance aux hémorragies.

La malade est très amaigrie, mais non cachectisée et sans coloration jaune paille des téguments, lesquels n'offrent nulle trace d'œdème; le cœur et les poumons fonctionnent bien; le pouls est faible, mais régulier, la température généralement basse : prise plusieurs fois dans la journée, elle se maintient presque toujours au-dessous de 37 degrés avec une moyenne de 36°6; l'analyse des urines, que je pratique à différentes reprises, me les montre exemptes de sucre et d'albumine.

L'appétit est peu développé; la malade, qui ne se nourrit, bien entendu, que d'aliments liquides, absorbe, en réalité, peu de nourriture substantielle; elle n'a jamais manifesté pour la viande le dégoût dont sont généralement atteints les sarcomateux, mais elle en mange fort peu, prenant surtout des laits de poule, des crèmes, des sucreries; les digestions sont bonnes, mais la constipation est tenace. Les règles sont supprimées depuis dix mois; le sommeil est interrompu par la nécessité des lavages fréquents et par l'impossibilité de pencher la tête soit à droite, soit à gauche.

Ces lavages doivent être répétés au moins tous les quarts-d'heure; la nécessité de ces irrigations et l'écoulement incessant dans la bouche des produits de la tumeur constituent un supplice de tous les instants et l'aspect de la patiente est véritablement pitoyable.

D'un tempérament nerveux, généralement impressionnable, ne pouvant en particulier supporter la vue d'une gouttelette de sang, la malade est d'autre part très énergique; ayant conservé un état moral satisfaisant, elle s'entretient assez tranquillement du dénouement fatal de sa maladie, auquel elle paraît s'être résignée.

Il me paraissait intéressant de dépister la porte d'entrée du parasite; je ne pus d'abord recueillir aucune notion étiologique; mais en m'adressant à différentes sources, je ne tardai pas à apprendre qu'étant jeune fille la malade avait l'habitude de collectionner des épis d'orge et de blé dont elle encombrait ses tiroirs ou ses pupitres, même en pension, pour les mâchonner ensuite ou s'en servir comme cure-dents jusqu'à faire saigner ses gencives, habitude funeste qu'elle avait conservée, étant jeune femme, sans se douter des dangers qu'elle courait.

Nous savons, en effet, que l'actinomycète se rencontre fréquemment et en abondance sur les graminées et présente alors une virulence très exaltée et un pouvoir pathogène beaucoup plus considérable; si bien que l'infection par les végétaux apparaît comme la cause presque exclusive de tous les cas à origine connue; origine végétale qui me paraît d'ailleurs très probable dans des cas nombreux où les observateurs paraissent avoir renoncé à la trouver, alors qu'il s'agit de malades, forgerons, bouchers, blanchisseurs, etc., ayant été en contact fréquent avec des chevaux ou des bovidés et, par conséquent, avec des graminées recélant le champignon rayonné.

Certains observateurs ont insisté très fortement sur le rôle étiologique de la carie dentaire; ce rôle est en réalité des plus modestes; la carie dentaire augmente évidemment les facilités d'effraction et aussi d'associations microbiennes, mais c'est tout; et ces conditions, propres à la culture du parasite, se rencontrent couramment en dehors de la carie dentaire, d'abord dans tous les cas d'actinomycose cutanée, thoracique, abdominale, etc., en un mot à localisations extra-buccales et, de plus, même dans l'actinomycose du maxillaire chez les sujets, comme ma malade, dont les dents sont saines.

La contagion directe par les animaux ou par les sécrétions des malades est un fait des plus rares, et ceci est en rapport avec ce phénomène curieux, dont l'étude a été faite dans un des précédents chapitres, à savoir que la virulence de l'actinomycète s'atténue lorsqu'il passe par le corps de l'homme ou des animaux ; elle s'exalte, au contraire, en repassant par une plante. Quoi qu'il en soit, ma malade n'a été pour son entourage la source d'aucune infection et, en ce qui la concerne, elle n'a été contagionnée ni par des malades, ni par des animaux, mais bien inoculée par un épi actinomycétique accidentellement transformé en cure-dents.

Je n'obtins pas sans peine ce renseignement, qui avait paru sans importance ; mais mon insistance me permit de compléter ainsi, par l'étiologie, la preuve déjà fournie par la clinique et la bactériologie. Je rappellerai que j'avais pu fixer, au 28 mars 1888, la date des premières manifestations de la tumeur, telle qu'elle est actuellement constituée ; mais, malgré tous mes efforts, je ne pus obtenir de données précises me permettant de connaître exactement la durée de l'incubation.

On peut se demander si les accidents survenus dix-huit ans plus tôt, dénommés fièvre paludéenne, abcès dentaire, fièvre typhoïde, ayant évolué consécutivement, n'étaient pas une première manifestation actinomycosique, mais il me paraît plus sage d'écarter les explications hypothétiques et de nous en tenir aux faits patents.

Tous ces points étant bien établis, et, d'accord avec mon confrère M. Trognon, j'institue le traitement ioduré, le 15 novembre 1895 : 3 grammes paraissant être supportés, nous élevons la dose à 4 grammes, mais nous sommes obligés d'interrompre rapidement et de nous en tenir à une dose moyenne de 2 gr. 50, dose encore actuellement en usage et qu'il est difficile de dépasser, mais qui est prise d'une façon très régulière.

De plus, en présence de l'association des deux parasites actinomycète et streptocoque, et sur le conseil de M. Nocard qui a observé des associations semblables chez les bovidés rapidement améliorées par des injections de sérum antistreptococcique jointes à l'iodure, je complète le traitement interne par des injections de sérum antistreptococcique que me délivre très obligeamment M. Marmorek.

A cette date, la pratique de ces injections était encore dans une période de début, et M. Nocard n'avait pas eu l'occasion d'en observer, ni même d'en conseiller l'emploi chez l'homme, du moins dans un cas d'actinomycose. Il paraissait cependant bien rationnel, vu les heureux résultats observés dans les cas ci-dessus, d'en essayer l'effet chez ma malade.

La première injection de 5 centimètres cubes, faite le 21 novembre, est peu douloureuse ; la température, prise plusieurs fois dans la journée, indique une augmentation de quelques dixièmes de degré à peine et ne dépasse pas 37°4 ; le cinquième jour après l'injection, on constate une éruption fugace occupant le tiers inférieur des jambes, qui dure à peine une demi-journée.

La deuxième injection de 6 centimètres cubes, pratiquée le 5 décembre, est un peu plus douloureuse, mais, cependant, ne produit pas de réaction pendant sept jours ; le septième jour apparaît une éruption plus étendue que la première fois avec œdème non douloureux de la région malléolaire et arthropathie douloureuse du poignet gauche ; la température s'élève à peine et les accidents ne durent pas plus de trois jours.

La troisième injection de 8 centimètres cubes, pratiquée le 20 décembre, est suivie, deux jours après, d'une éruption polymorphe généralisée avec frissons, sans élévation de température, vive sensibilité dans toute la continuité des membres, et gonflement avec douleurs dans les articulations tibio-tarsiennes des deux côtés, ainsi que dans les coudes et les poignets ; la tumeur est un peu plus proémi-

nente dans sa partie antérieure, les sécrétions un peu plus
abondantes ; l'état général est troublé, l'appétit diminué, le
nervosisme plus accentué. Cependant, la température reste
normale pendant neuf jours ; le 29 décembre, à dix heures
du soir, le thermomètre monte brusquement jusqu'à 39°4 et
se maintient dans les environs de 39 degrés jusqu'au lendemain midi ; la défervescence se produit à ce moment rapide
et complète. Depuis ce jour, la température n'a plus remonté
et s'est toujours maintenue dans les environs de 37 degrés.

Il n'a pas été fait d'autre injection de sérum antistreptococcique ; les accidents paraissant être en rapport avec ces
injections ont, d'ailleurs, disparu très rapidement sans
laisser de traces.

Le traitement ioduré, ingéré par la voie gastrique, a été,
par contre, ainsi que je l'ai déjà dit, très bien supporté à la
dose moyenne, par jour, de 2 gr. 50 d'iodure de potassium,
et a été suivi avec persévérance. L'iode a, de plus, été employé largement, soit en badigeonnages sur la vaste surface
intra-buccale de la tumeur, soit en injections parenchymateuses ; une injection d'eau oxygénée ayant été suivie d'une
réaction assez vive, je m'en suis tenu aux injections iodées,
toujours bien supportées.

Sous l'influence de ces divers moyens et de quelques
ponctions, dont j'aurai à parler, l'état général et local s'est
peu à peu transformé, et nous nous trouvons, le 7 avril 1896,
en présence de modifications certainement très sensibles,
quoique très lentement obtenues.

Les diamètres de la tumeur ont été réduits de 3 centimètres environ dans tous les sens, et la patiente a la sensation
très nette que le poids en est très sensiblement diminué ; en
se plaçant en face de la malade, on aperçoit les deux oreilles,
ce qui était auparavant impossible ; la bouche n'est plus
entièrement portée sur la joue gauche et tend à reprendre
sa position naturelle. La portion intra-buccale de la tumeur
s'est affaissée surtout dans sa partie antérieure et les lèvres
arrivent maintenant au contact d'une façon permanente ;
les dents sont aperçues ; la bouche s'ouvre assez pour per-

mettre d'apercevoir la luette et de passer le doigt derrière la branche montante du maxillaire.

L'introduction des aliments étant très facilitée et l'appétit se développant chaque jour, des purées de viande et de légumes sont ajoutées à la nourriture liquide précédemment en usage ; la malade démaigrit, suivant son expression, et sent ses forces revenir ; elle peut rester debout tout le jour ; la pâleur des téguments est très .atténuée ; les règles, supprimées depuis février 1895, apparaissent de nouveau régulièrement depuis le mois de décembre ; les hémorragies intra-buccales ont entièrement cessé. Enfin, les douleurs des mâchoires ont presque complètement disparu ; la pression sur la région parotidienne, douloureuse jusqu'à ces derniers temps, est actuellement très bien supportée ; le sommeil est beaucoup plus régulier et la malade peut maintenant se coucher sur le côté gauche d'une façon prolongée, et, par instants, sur le côté droit, siège principal de la tumeur. En même temps qu'elle sent l'amélioration s'accentuer, elle se prépare par une diminution graduelle à supprimer les injections de morphine dont la dose est peu à peu abaissée de 12 centigrammes par jour à 2 ou 3 centigrammes.

Au point de vue de sa constitution, la tumeur a subi des modifications très remarquables ; la dureté ligneuse ne subsiste plus que par îlots de plus en plus restreints ; les portions ramollies, devenues véritablement fluctuantes, sont de plus en plus développées ; c'est ce qui m'a permis de faire dans ces poches des ponctions suivies d'injections modificatrices, ainsi que je l'ai dit plus haut ; ces ponctions ont été faites soit par la joue, soit par la portion intra-buccale, la première fois avec un fin trocart de l'aspirateur Potain, et depuis, avec l'aiguille assez large d'une seringue de 30 centimètres cubes ; les petites plaies des piqûres ont toujours très rapidement guéri sans le moindre incident. J'ai ainsi retiré un volume variable par ponction, 20 à 100 centimètres cubes d'un liquide visqueux, quelquefois huileux et jaune, le plus souvent couleur jus de pruneau. Ce liquide, dans lequel on trouve les grains jaunes, ne contient pas de strep-

tocoques quand il est retiré par les ponctions ; il en contient
quand il s'écoule spontanément par la bouche ; cet écoulement est, d'ailleurs, intermittent au lieu d'être continu
comme au début de la maladie, et la quantité en est sensiblement diminuée.

Le changement dans les caractères fournis par la palpation de la tumeur est surtout sensible depuis un mois environ, et cela de façon à modifier le diagnostic que pourrait
porter un observateur auquel ne s'imposerait pas l'idée d'actinomycose. C'est ainsi que M. P. Reynier auquel je fis connaître ma malade dans le mois de décembre peu après le
début du traitement, me déclarait que si le diagnostic actinomycose n'avait pas été établi, il aurait, à ce moment-là,
très probablement porté celui de sarcome ; tandis que la
tumeur, telle qu'elle se modifie depuis le mois de février,
éveille plutôt l'idée de tumeur polykystique des mâchoires ;
telle a été aussi l'impression de MM. Jalaguier et Le Bec qui
ont eu l'occasion de voir ma malade après M. Reynier.

Cette remarque est d'autant plus intéressante que le diagnostic n'a jamais été fait entre les tumeurs actinomycétiques et la maladie kystique des mâchoires, en dehors du
cas présent, et cependant, ainsi que nous le verrons plus
tard, jamais tumeur n'aurait été plus justement que celle-ci
dénommée maladie kystique des mâchoires.

Il y a donc dans l'actinomycose un facteur important pour
les données du problème sur lequel ont plus particulièrement discuté en France MM. Malassez et Magitot, le premier
assurant que les kystes des mâchoires ont tous pour origine
les débris paradentaires, le second soutenant que les kystes
multiloculaires proviennent de l'épithélium de la gencive.
M. Albarran (1), qui a soigneusement étudié la question, se
rallie à l'opinion de M. Malassez, acceptée aussi par M. Heydenreich ; mais, pas plus que ces auteurs compétents, il n'a
pu prévoir l'importance du rôle étiologique de l'actinomycose dans la production de la maladie kystique des mâchoi-

(1) ALBARRAN. Kystes des mâchoires, *Rev. de chir.*, nos 6 et 7, juin
et juillet 1888.

res, importance qui, pour ne pas avoir été soupçonnée jusqu'à ce jour, ne m'en paraît pas moins des plus considérables.

Le 27 décembre, avant que cette transformation se fût produite, je présentai la patiente à M. Poncet (de Lyon), auquel j'en avais parlé et qui me demanda à l'examiner; il n'hésita pas à accepter mon diagnostic d'actinomycome circonscrit à forme bovine, forme non reconnue en France et qu'il n'avait jamais eu l'occasion d'observer. Mais, en présence de l'étendue et de l'ancienneté des lésions, ne pouvant croire que nous pourrions obtenir la guérison par un traitement médical patiemment suivi et une intervention chirurgicale restreinte, il émit l'avis formel que « le seul traitement à conseiller était la résection de toute la moitié correspondante du maxillaire inférieur, comme s'il se fût agi d'un véritable ostéo-sarcome ».

Tel était encore son avis trois mois plus tard, ainsi qu'il le déclarait dans le travail de M. L. Bérard sur l'actinomycose humaine (*Gaz. des hôpit.*, n° 29, mars 1896), avis radical qui ne fut heureusement pas suivi.

En effet, considérant, d'une part, l'amélioration lente, mais constante, déjà obtenue, et de l'autre la perspective d'une opération dont on ne pouvait dissimuler les dangers, la malade et son entourage se refusèrent à cette opération. Moi-même, après mûres réflexions, je ne pus me résoudre à interrompre une cure qui, tout en ayant amené progressivement et sûrement une transformation si remarquable dans les caractères de la tumeur et dans la marche de la maladie, ne me paraissait pas cependant encore avoir produit tous ses bons effets.

Comptant que, sauf accidents imprévus, nous pourrions obtenir la guérison par une intervention beaucoup plus restreinte, je crus devoir insister d'abord sur le traitement dont j'ai exposé le détail, et, je dois le dire aussi, sur le régime tonique et reconstituant : prescription banale, mais qui dans l'espèce est de la plus haute importance, et d'un effet aussi puissant dans certains cas d'actinomycose que dans certaines formes de tuberculose où la guérison s'obtient presque exclusivement par une hygiène bien comprise.

En effet, pour le dire tout de suite, si l'iodure est le remède spécifique de l'actinomycose, si des expérimentateurs patients et avisés en ont retiré des effets merveilleux, il n'en est pas moins trop souvent impuissant à procurer la guérison complète, surtout lorsqu'il n'est pas donné d'une façon régulière et prolongée. Ainsi, dans la statistique lyonnaise qui comprend seize cas, on trouve six morts malgré l'iodure administré pendant un temps, peut-être trop court, d'ailleurs, et malgré des interventions plusieurs fois répétées.

La forte proportion des décès s'explique certainement en partie par le siège du mal; car, chez ces six malades, on trouve : deux actinomycoses thoraco-pulmonaires, une périlaryngée, une nécrosante du maxillaire supérieur, toutes localisations à pronostic généralement grave et deux cas du maxillaire inférieur; mais, outre que le traitement spécifique n'a généralement pas été suivi d'une façon constante et prolongée, nous devons aussi tenir grand compte des mauvaises conditions hygiéniques dans lesquelles étaient placés les malades dont il s'agit. D'ailleurs, il est facile de prévoir que l'iodure, si puissant vis-à-vis d'accidents spécifiques nets, verra son action très ralentie, sinon tout à fait nulle quand il devra s'attaquer à des désordres définitifs et qu'il influencera les lésions para-actinomycosiques avec aussi peu de succès qu'il influence généralement les lésions parasyphilitiques.

Quoi qu'il en soit, celui qui tablant sur l'équation KI = guérison de l'actinomycose négligerait les autres indications hygiéniques ou chirurgicales, s'exposerait à de cruels mécomptes ; j'insiste sur ce point parce que si dans une première période, avant la découverte par M. Thomassen (1) et la vulgarisation, par M. Nocard (2), des propriétés si remarqua-

(1) THOMASSEN. L'actinomycose au point de vue de sa thérapeutique, *Écho vétérin. belge*, 1885, t. XV.

(2) NOCARD, Traitement de l'actinomycose par l'iodure de potassium (traitement Thomassen), *Rev. de méd. vétérin. prat.*, 1893.

bles de l'iodure de potassium, le pronostic de l'actinomycose
a paru d'abord des plus sévères, par contre il y a, ce me
semble, propension à tomber maintenant dans l'excès op-
posé ; et j'ai entendu les très nombreux médecins ou chirurgiens mis au courant de l'histoire de ma cliente émettre
l'opinion ferme que la guérison était au bout de l'absorption
d'iodure pendant quelques semaines. Des observateurs très
distingués ont même voulu fixer mathématiquement le court
délai suffisant à l'iodure pour faire disparaître les actinomycètes, et ils ont présenté d'ingénieux calculs basés sur
une série de faits heureux dans lesquels la guérison avait
été obtenue dans un espace de temps variant de trois à six
semaines.

Malheureusement, il est loin d'en être toujours ainsi :
c'est pour cela que j'appelle de nouveau l'attention sur la
nécessité absolue d'instituer un traitement général tonique
reconstituant et sur la nécessité également absolue de con-
tinuer aussi longtemps que besoin est, sauf intolérance,
l'administration de l'iodure dont les heureux effets peuvent
être très longs à se produire, surtout dans certaines formes
qui paraissent en rapport avec la virulence ou la malignité
spéciales du parasite, la durée, le siège du mal, etc.

Il est bien entendu que l'indication primordiale est de
reconnaître la maladie et d'établir le diagnostic le plus tôt
possible, le traitement étant d'autant plus efficace, toutes
choses égales d'ailleurs, qu'il est établi plus près du début
des accidents.

Pour le diagnostic, les détails de l'observation montrent
assez combien l'erreur était facile dans l'état actuel de nos
connaissances ou plutôt de nos habitudes médicales ; il
semble qu'en dehors du trépied sacré : syphilis, tuberculose
ou cancer, il n'y a pas d'autre choix à faire lorsqu'il s'agit
d'une tumeur des mâchoires à forme néoplasique ; si bien
que tous les médecins qui avaient déjà vu la malade avant
moi, et parmi eux des maîtres éminents n'admettant pas à
très juste titre la syphilis ou la tuberculose, n'ont pu que
s'abstenir de diagnostic certain ou porter celui de sarcome ;
et cependant il m'a suffi de penser à la possibilité d'une

manifestation actinomycosique pour établir le diagnostic précis avant même tout examen clinique ou bactériologique.

L'actinomycose est certainement, quoique assez rare, beaucoup plus répandue qu'on ne le croit; si elle paraît plus fréquente dans certaines régions, c'est parce qu'il s'y trouve un ou plusieurs médecins s'attachant à la dépister; c'est ainsi que les dix-huit cas, mentionnés dans la statistique lyonnaise, ont été, pour la plus grande partie, reconnus depuis quatre ans à peine; il y avait eu, certainement, des cas auparavant, mais ils furent méconnus; c'est ainsi qu'à Bordeaux la statistique personnelle de M. Dubreuilh comprend six cas sur un total de sept reconnus dans la région ; les quatre malades de Tours appartiennent à M. Meunier; M. Doyen (de Reims) en a publié trois cas; à Paris, l'actinomycose paraîtrait des plus rares, si on s'en rapporte au chiffre restreint des observations, six au total, en comprenant le cas tout récent de M. Duguet (1); mais, sur ce nombre, un seul médecin, M. Netter, a recueilli trois cas d'actinomycose thoraco-pulmonaire, ce qui réduirait à presque rien le chiffre des cas parisiens, s'il ne fallait tenir compte des nombreux cas méconnus, dont quelques-uns, du reste, ont été diagnostiqués ailleurs; ainsi un des malades, compté dans la statistique lyonnaise, venait de Paris, rue de la Chaussée-d'Antin, où il avait été soigné déjà sans résultat, pour une arthrite temporo-maxillaire dont on n'avait pas soupçonné la nature actinomycosique et dont il est mort, avec propagation méningée, après avoir été traité à l'Hôtel-Dieu de Lyon par M. Poncet, et à l'hôpital de la Croix-Rousse par M. Vallas.

D'autre part, le sujet de la présente observation a été vu par plus de trente médecins ou chirurgiens qui ne se doutaient pas qu'ils se trouvaient en face d'une actinomycose;

---

(1) Depuis que le présent mémoire a été lu à l'Académie de médecine un malade atteint d'actinomycose a été présenté par M. Thiéry à la Société de chirurgie; un autre a été observé par M. Ringeard dans le service de M. Monnier à l'hôpital Saint-Joseph,

le nombre des diagnostics portés, oreillons, odontopathie, abcès, kyste, sarcome, fait supposer, encore une fois, que bien des cas semblables ont passé inaperçus, confondus avec les maladies auxquelles on avait pensé dans le cas présent, et aussi avec la tuberculose, et surtout la syphilis; confusion d'autant plus facile pour cette dernière affection que, l'iodure réussissant également dans les deux cas, on concluait à la syphilis en vertu de l'adage : *Naturam morborum curationes ostendunt.*

Je ne reviens pas sur ce que j'ai déjà signalé à propos des tumeurs polykystiques des mâchoires, mais je puis ajouter que d'après les confidences faites par des observateurs très distingués, bien des diagnostics rétrospectifs ont été établis à propos de tumeurs semblables à celle que nous étudions, tumeurs pour lesquelles la possibilité d'actinomycose n'avait jamais été discutée.

Et ce qui paraît évident pour l'actinomycose faciale, pulmonaire ou cutanée semble encore plus topique quand il s'agit d'actinomycose abdominale; les statistiques me paraissent ici très suggestives; sur un total de 421 cas, Illich [de Vienne (1)] relève 89 cas abdominaux, soit 38 p. 100; Sokolow, en Russie, 7 sur 61, soit 11 p. 100; Guder, en Suisse, 6 sur 22, soit 26 p. 100.

En additionnant les chiffres de ces trois observateurs, on trouve 102 actinomycoses abdominales sur un total de 504 cas. En France, où l'on a publié quarante-trois observations d'actinomycose on n'a pas encore diagnostiqué un seul cas à localisation abdominale. On ne saurait admettre que chez nous l'actinomycose respecte des régions qu'elle envahit dans d'autres pays; la vérité c'est que, lorsqu'il est question de typhlite ou d'appendicite, on ne pense jamais en France à l'actinomycète; les très récentes discussions à propos de l'appendicite sont un témoignage frappant de cet oubli. Je suis persuadé que lorsqu'on cherchera l'actinomycose abdominale, on la trouvera aussi bien chez nous que chez les peuples voisins.

(1) ILLICH. *Beitrag zur Klinik der Actinomycosis*, Th. de Vienne, 1892.

Avec plus de force encore ces remarques s'appliquent à la présente observation dans laquelle je décris une variété d'actinomycose, formé circonscrite, dont on ne trouve dans la littérature étrangère que trois exemples dus à Israël (1), Babès (2) et Glaser (3) et dont pas un seul cas n'avait été jusqu'à ce jour diagnostiqué en France ; c'est tout au plus si cette variété est signalée dans des monographies d'ailleurs très complètes sur l'actinomycose, où toutes les autres formes sont étudiées, mais où celle-ci déclarée peu intéressante, vu son excessive rareté, paraît ne jouir bien injustement que d'une existence presque virtuelle.

Un autre fait qui prouve combien peu l'attention est attirée chez nous sur ce sujet, c'est que dans les travaux les plus récents, thèses, mémoires, traités didactiques les plus complets, l'actinomycose n'est pas mentionnée, quand on étudie le diagnostic ou la pathogénie dans la constriction des mâchoires (4), dans les nombreuses tumeurs ou lésions inflammatoires de ces régions, sarcomes, kystes, fibromes, abcès, périostite, etc., dans les méningites, les maladies du poumon, le mal de Pott, l'appendicite, etc...

Certes, il est dit dans les articles consacrés à l'étude de l'actinomycose que cette maladie peut être confondue avec celles dont j'ai parlé, en exceptant toutefois les tumeurs polykystiques des mâchoires avec lesquelles le diagnostic différentiel, ainsi que je l'ai déjà dit, n'a jamais été discuté ; mais la réciproque n'est pas vraie, et c'est là une lacune qui explique bien pourquoi l'idée d'une manifestation actinomycosique se présente si difficilement à l'esprit des médecins.

Puisque je parle du diagnostic, j'ajoute que l'examen bactériologique, indispensable parfois, est toujours des

(1) Israël. *Klinische Beitrag zür Kenntniss der Actinomykose des Menschen*, Berlin 1885.

(2) Babès et Cornil. *Les bactéries*, 3ᵉ édit., 1890.

(3) Glaser. *Ein Beitrag zur casuistik und Klinischen Beurteilung der menschlichen Actinomycosis*, Halle 1888.

(4) Delécluse. *De l'occlusion pathologique des mâchoires*, Paris 1894. — Heydenreich. Th. d'agrég., 1878.

plus utiles ; mais il faut bien savoir que les sécrétions ne livrent pas toujours facilement le secret de leur agent étio-logique, ce fameux grain, jaune le plus souvent, parfois rouge, ou noir gris, très facilement altérable et qui tantôt s'aperçoit à l'œil nu et tantôt se dérobe aux recherches répétées, pratiquées par des observateurs compétents et consciencieux. Heureusement, la clinique ne perd pas ses droits; l'examen du sujet peut donner à lui seul parfois la certitude; l'étude même des commémoratifs peut suffire comme dans le cas présent, et s'il y a doute, le malade bénéficie de la médication iodurée qui réussit le plus souvent avec rapidité dans les cas simples, lorsque les lésions ne sont pas anciennes et étendues ou lorsque le siège du mal ne complique pas la situation; dans tous les cas, l'administration opportune de l'iodure de potassium ajoute singulièrement au bénéfice de l'intervention chi-rurgicale.

Pour compléter la présente observation, je dois dire que mon diagnostic contrôlé et confirmé bactériologiquement d'abord par M. Nocard à son laboratoire de l'École d'Alfort, l'a été ensuite à l'Institut Pasteur par M. Radziewski, au laboratoire de M. Metchnikoff, ensuite par M. Ovide Benoit, au laboratoire d'histologie de la Faculté de médecine, enfin par MM. R. Blanchard et Roger.

Ajouterai-je que, cliniquement, le diagnostic a été aussi contrôlé par les nombreux médecins et chirurgiens auxquels j'ai fait allusion dans le cours de ce travail et qui m'avaient demandé à examiner la malade?

Ces contrôles répétés dès le premier moment n'ont pu laisser subsister le moindre doute; il s'agissait bien d'un actinomycome volumineux à forme circonscrite d'Israël, ou forme néoplasique limitée de Cornil et Babès, analogue à l'actinomycome des bovidés, diagnostiqué pour la première fois en France; mais il est certain que, si la présente publi-cation attire suffisamment l'attention des observateurs, on ne tardera pas, non seulement à l'étranger, mais en France et à Paris même, à diagnostiquer des cas analogues pour le plus grand bien de la science et des malades. On ne saurait admettre que j'aie eu affaire à un cas unique; si d'autres observations n'ont pas été présentées, ce n'est pas que des tumeurs semblables n'aient déjà été vues, c'est qu'on n'a pas songé à rechercher leurs rapports avec le champignon rayonné.

IV

Histoire de la malade, du 7 avril 1896
jusqu'à ce jour.

Il me reste à compléter le plus rapidement possible l'histoire de ma malade à partir du 7 avril, date de la communication à l'Académie de médecine du mémoire ci-dessus. Nous pouvons résumer ainsi cette histoire :

L'amélioration persiste, mais, dans le mois d'avril, le progrès est peu accentué; les injections iodées sont plus difficilement supportées, et les ponctions amènent un liquide de quantité moindre dont les caractères se rapprochent davantage de celui du sang pur, de même que le liquide s'écoulant par la bouche. Pour ne point provoquer d'hémorragie par les piqûres parenchymateuses, je me résous alors à me priver du précieux adjuvant des injections iodées, et je décide la malade à accepter le débridement de l'os pour arriver à le nettoyer et à supprimer la source des hémorragies.

Le 20 mai, je vois la malade avec M. le docteur Jalaguier, et le 24 mai une hémorragie assez grave s'étant produite au niveau d'une ulcération intrabuccale située à la partie antérieure, je fais décider l'opération pour le lendemain. Elle a lieu rue Bizet avec mon concours et celui des docteurs

Trognon et Weber, ce dernier chargé du chloroforme, et de MM. Ferron et Champion, internes de M. Jalaguier.

La malade était très affaiblie, et la plupart des personnes qui la voyaient et qui se trouvaient pour la première fois en présence d'une semblable tumeur étaient persuadées que la patiente quitterait difficilement vivante la table d'opération.

Les soins préliminaires pris, M. Jalaguier pratique une longue incision partant de l'angle de la mâchoire et atteignant presque la symphyse du menton; il sectionne entre deux ligatures l'artère et la veine faciales et pratique l'ouverture d'une masse kystique composée d'une douzaine de poches remplies les unes d'un liquide opalin, gélatineux, les autres d'un sang noirâtre. Trois de ces kystes avaient le volume d'un gros œuf; les derniers ouverts contenaient seuls les grains jaunes caractéristiques dont l'absence, pendant la plus grande partie de l'opération, avait trompé l'attente des assistants.

La masse kystique était contenue dans une coque ostéo-fibreuse formée aux dépens des couches externes du maxillaire, ce qui est bien en rapport avec ce que nous savons de la marche du parasite pénétrant de l'extérieur à l'intérieur, et arrêté d'abord par les masses musculaires, puis par le périoste et enfin par les couches externes de l'os. La branche montante, dilatée dans sa totalité, formait un vaste kyste uniloculaire, à parois lisses, remplies d'un liquide hématique, noir, filant.

Les poches kystiques étaient séparées par des cloisons fibreuses ou ostéo-fibreuses très résistantes; la coque ostéo-fibreuse envoyait dans leur épaisseur des aiguilles osseuses, irrégulières, très pointues; on retrouve là la disposition stalactiliforme sur laquelle insiste Kundrat (1), disposition qui lui paraît de la plus grande importance pour le diagnostic de l'actinomycose et de la tuberculose, dont l'envahissement suit une marche inverse.

(1) Hans Kundrath. Zur Kenntniss der Orbitaltumoren, *Med. Jahr. der K. K. der Gessechaft der ærzte*, in Wien. Sitzung (13 april 1883). *Wien. Med. Wochens.*, 1883.

Toutes ces cloisons sont détruites à l'aide des ciseaux ou de la curette tranchante, de manière à former une cavité unique, qui est largement cautérisée au thermocautère et tamponnée à la gaze iodoformée.

L'écoulement sanguin, assez abondant au moment de la destruction des cloisons, est facilement arrêté par la compression au moyen d'éponges ; l'artériole, source des hémorragies des jours précédents, est découverte à l'origine d'une des cloisons ostéo-fibreuses près de la symphyse ; elle est pincée et liée.

Un fragment de cette cloison est recueilli et confié à l'examen de M. le docteur F. de Grandmaison, à la savante obligeance duquel je dois le très intéressant exposé qui complète mon observation.

L'opération avait duré une heure ; il avait été dépensé environ 15 grammes de chloroforme.

L'opérée, très faible, est reportée dans son lit ; on pratique dans la journée deux injections de 50 grammes de sérum artificiel et deux injections de caféine ; le soir, l'état est satisfaisant ; ces injections ont été renouvelées pendant deux jours. Les suites opératoires furent d'ailleurs des plus simples et sans la moindre élévation de température.

Le 27 mai, le tamponnement iodoformé est enlevé sans qu'il se produise le moindre écoulement sanguin et la cavité est légèrement bourrée avec de la gaze salolée.

Depuis ce moment, les pansements ont été renouvelés tous les jours, puis tous les deux jours. Le suintement séro-sanguinolent, très abondant pendant les premiers jours, diminue progressivement et est remplacé par une suppuration toujours un peu séreuse. La malade reprend rapidement ses forces et rentre chez elle le 6 juin, le onzième jour après l'opération.

Le 16 juin, la plaie se fermant rapidement, un gros drain est placé remontant jusqu'à la partie supérieure de la branche montante déjà considérablement revenue sur elle-même.

Le 16 juillet, la plaie est réduite à l'orifice du drain soigneusemenent maintenu en place : le maxillaire tend à reprendre sa forme normale et paraît, à la vue, atteint d'une fluxion banale ; la portion intrabuccale à laquelle il n'avait pas été touché lors de l'opération diminue dans des conditions considérables et, bien entendu, ne donne lieu à aucune sécrétion. La bouche, naturellement très petite, a repris les dimensions qu'elle avait avant la maladie ; deux dents encore branlantes avant l'opération et qui avaient été conservées uniquement pour ne pas augmenter la perte de sang sont de nouveau solidement implantées ; les mouvements de la mâchoire sont absolument libres et aussi étendus qu'à l'état normal ; en un mot, toutes les fonctions de la région malade, de même d'ailleurs que toutes les fonctions générales, s'accomplissent régulièrement.

La malade qui a repris progressivement ses forces peut faire des promenades à pied et elle part le 16 juillet pour la Bretagne où elle reçoit, jusqu'au jour de sa rentrée à Paris, 27 septembre, les soins de M. Bureau (de Nantes), qui constate une amélioration progressivement croissante, tant au point de vue général qu'au point de vue local.

La branche montante revenant de plus en plus sur elle-même et la cavité se comblant tous les jours, la longueur du drain est diminuée progressivement, et enfin celui-ci est complètement supprimé.

Les forces revenant et les douleurs ayant disparu, la malade, avant son départ de Paris, est arrivée à supprimer complètement l'usage de la morphine, substance qui avait été à peu près son seul médicament dans la longue période pendant laquelle elle se croyait vouée à une mort certaine.

En résumé, le diagnostic, quoique fait tardivement, lui a d'abord donné l'assurance qu'elle n'était pas atteinte d'une maladie héréditaire et fatalement mortelle ; le traitement par l'iode et la médication tonique a procuré un soulagement immense ; enfin l'intervention chirurgicale conservatrice a complété la guérison en détruisant les derniers foyers du mal et en s'attaquant à des lésions anciennes sur lesquelles le traitement spécifique ne peut plus avoir de prise; elle a ainsi permis d'obtenir le résultat le plus complet sans la mutilation irrémédiable qu'aurait produite la résection du maxillaire qui, de plus, aurait probablement été un désastre opératoire dans les conditions où a été pratiquée l'opération que j'ai décrite.

Je me félicite de ne pas avoir accepté la solution radicale proposée par M. Poncet et de m'être refusé à me rallier à la proposition qu'il posait comme une règle absolue, à savoir que « lorsqu'il s'agit d'une forme néoplasique limitée, le traitement de choix doit être l'excision des tissus malades, comme si l'on avait affaire à un véritable néoplasme » (L. Bérard, *Gaz. des hôp.*, n° 29, mars 1896).

Les décès survenus à la suite des opérations incomplètes pratiquées par le chirurgien lyonnais ne proviennent pas essentiellement, comme il l'a dit, de ce que, par ces opérations incomplètes, on court le risque d'ensemencer des tissus sains et probablement aussi d'ouvrir des voies vasculaires d'absorption pouvant transporter au loin les actinomycètes, mais aussi de ce que ces opérations s'adressaient à des organismes débilités, non soumis systématiquement à une médication spécifique patiemment prolongée, à un régime reconstituant complet, placés dans ces conditions vraiment hygiéniques qui sont si difficiles à réaliser dans la pratique hospitalière et qui sont pourtant indispensables pour la cure de l'actinomycose comme pour celle de la tuberculose.

Il a fallu un long temps et des soins constants pour permettre à ma malade de résister à l'envahissement de sa colossale tumeur et pour la mettre en état de subir une opération qui est allée à l'extrême limite de ce qu'elle pouvait supporter, et dont elle a retiré, avec le moins de frais possible, un si grand bénéfice.

Ce bénéfice considérable, bien des malheureux pourront l'obtenir aussi lorsque la notion des lésions actinomycétiques se présentera plus naturellement à l'esprit des médecins.

Intéressant à la fois la médecine humaine et la médecine vétérinaire, la thérapeutique interne et chirurgicale, la bactériologie, l'hygiène, l'actinomycose présente pour ceux qui la connaissent un intérêt des plus vifs quand on considère ses relations avec les grandes questions du cancer, de la tuberculose, de la syphilis, affections avec lesquelles elle a été trop souvent confondue et dont elle concourt à éclairer l'histoire en même temps que celle de l'appendicite, des affections osseuses et pulmonaires, des tumeurs et des lésions inflammatoires des mâchoires.

Déjà son étude et celle des champignons parasites de l'homme tend à prendre en France l'importance qu'elle présente dans d'autres pays, et ce mouvement ne peut que s'accentuer pour le plus grand bien de la science et de l'humanité.

V

Examen d'un fragment de cloison ostéo-fibreuse provenant
d'un maxillaire inférieur atteint d'actinomycose,

Par M. F. DE GRANDMAISON.

Avant de reproduire, en les complétant, les conclusions
déjà communiquées le 7 avril dernier à l'Académie de médecine, résultant soit des observations antérieures, soit
plus spécialement de l'observation présente, je suis heureux
de faire connaître les résultats de l'examen si consciencieux
pratiqué par M. de Grandmaison; examen qui corrobore
absolument ce que nous avons dit de la biologie de l'actinomycète et, d'autre part, explique bien la morphologie
polykystique de la tumeur.

Les fragments, qui m'ont été remis conservés dans l'alcool,
présentent, au sortir du réactif, une coloration grisâtre et
une mollesse toute spéciale, absolument comparable à celle
d'un os qui a été décalcifié par un séjour plus ou moins
prolongé dans le liquide de Kleinenberg.

La pièce ne présente à sa surface aucun grain actinomycosique; mais il n'en est plus de même quand on y pratique
une section. Le rasoir mord dans le tissu sans éprouver la
moindre résistance et découvre, à son intérieur, deux grains

jaunâtres, petits, atteignant à peine le diamètre d'un grain de mil, qui s'écrasent facilement entre deux verres. Après écrasement, les grains sont colorés au picro-carmin, montés dans la glycérine et examinés extemporanément. Bien que cette opération ait dissocié les actinomycètes, on peut néanmoins, avec l'objectif 4 B et l'oculaire n° 3 de Reichert, re-

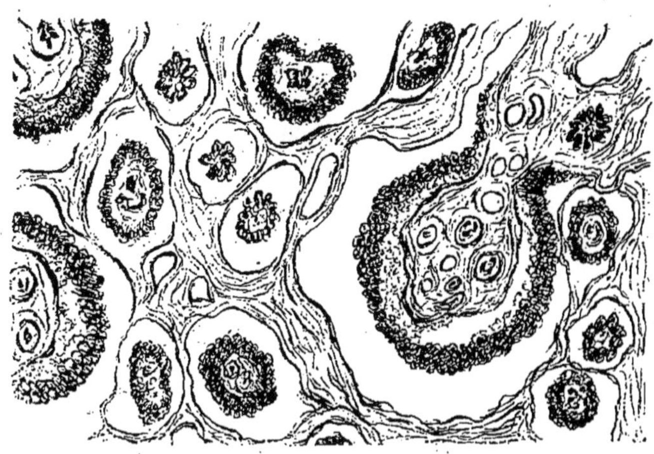

Fig. 10. — *Obj. 4 B Reichert.*

Vue d'ensemble d'une coupe contenant des cellules géantes entourant des nodules actinomycétiques et des actinomycètes. (Picro-carmin.)

trouver les éléments constituants du parasite. On voit très nettement sa partie centrale, colorée en jaune, présenter une structure fibrillaire; autour d'elle, disposés sans ordre, sont les renflements claviformes, peu nombreux d'ailleurs dans le champ microscopique et fortement colorés; enfin, il est possible de reconnaître toute une série de petits corps, détachés du nodule parasitaire, allongés, séparés les uns des autres et offrant l'aspect de petits fuseaux réfringents, avec une ligne de contour bien dessinée. Comme ces derniers éléments n'ont pas fixé le réactif colorant, il est logique de les considérer, non pas comme des spores, mais comme des éléments en voie de dégénérescence et frappés de nécrose.

Les renseignements fournis par cet examen rapide, s'ils permettent d'affirmer le diagnostic anatomique d'actinomycètes, ne suffisent pas à éclairer le processus intime de la lésion. Pour pratiquer un examen plus approfondi, la pièce est débitée en petits cubes de 1 millimètre de côté, qui, après des passages successifs dans l'alcool absolu, l'alcool et l'éther, l'éther pur et l'éther paraffiné saturé à 37 degrés, sont enrobés dans la paraffine et coupés au microtome de Rocking.

Pour colorer les coupes, j'ai utilisé trois procédés :

1° La méthode préconisée par Weigert (orseille en solution alcoolique et violet d'aniline en solution aqueuse);

2° Le carmin aluné de Grenacher ;

3° Le picro-carmin.

Après les deux premières colorations, les pièces ont été déshydratées par l'alcool absolu et la créosote, éclaircies par l'essence de girofle et montées dans le baume de Canada; après la troisième, elles ont été conservées dans la glycérine acide.

De ces trois techniques, la dernière a fourni les meilleurs résultats; elle m'a permis d'étudier avec le plus de précision l'actinomycète ; les deux autres m'ont permis de suivre — avec plus de clarté peut-être — les phases du processus. L'examen microscopique a été fait au microscope de Reichert avec l'oculaire n° 3 et les objectifs 4 B et 8 A.

Le plus faible grossissement (obj. 4 B) permet de comprendre facilement le processus histogénique.

Le tissu fondamental se présente sous la forme d'un tissu fibrillaire offrant de longues travées, dans lesquelles on retrouve des éléments cellulaires ronds, bien colorés par le carmin et qu'on doit considérer comme des ostéoblastes. Dans les mailles limitées par les fibrilles se dessinent de larges îlots, revêtant les formes les plus variées, à la périphérie desquels sont accumulées et pressées les unes contre les autres des cellules fortement colorées, plus volumineuses que les ostéoblastes, formant bordure à des espaces plus clairs, au sein desquels nous retrouverons bientôt le parasite. Ces îlots inflammatoires ne sont autres que des cellules géantes avec leur couronne de cellules épithélioïdes; elles constellent absolument le champ de la préparation.

Par places, les travées limitent un tissu fibrillaire, privé d'ostéoblastes, rappelant le tissu fondamental de l'os et creusé d'espaces clairs, qu'on dirait avoir été faits à l'em-

porte-pièce et qui semblent avoir été produits par la dispa-
rition de corpuscules actinomycétiques, artificiellement
détachés par les manœuvres de préparation.

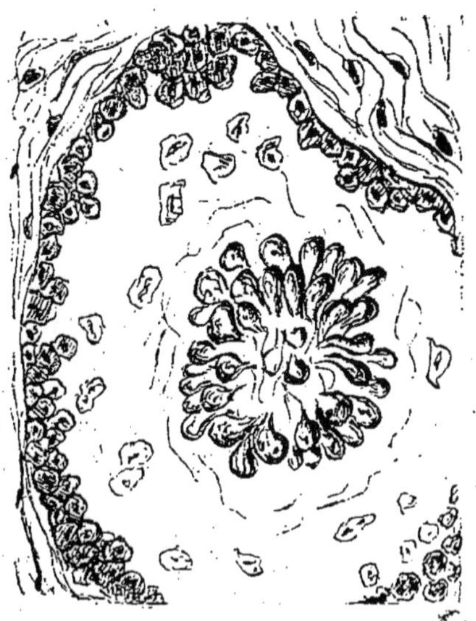

Fig. 11. — *Obj. 8 A Reichert.*

Parasite isolé (carmin d'alun); cellules épithélioïdes.

Les actinomycètes se rencontrent dans les cellules géantes
et en plein tissu fondamental, où l'objectif 8 A permet de
bien détailler leur structure.

Dans les cellules géantes, le parasite offre des figures
moins parfaites qu'au milieu des travées, ce qu'on est en
droit d'attribuer à la plus grande intensité de la réaction
phagocytaire, non douteuse dans le premier cas. On trouve
alors seulement la masse fibrillaire centrale de l'actinomycète, nettement dessinée en jaune par le picro-carmin,
en rose pâle par l'orseille ; à sa périphérie se voient quelques renflements claviformes, isolés, disposés sans ordre,
bien reconnaissables à leur coloration rouge intense et à
leur extrémité renflée en massue.

Au sein des travées fibrillaires, les parasites se dessinent
plus nettement; ils y apparaissent avec tous leurs détails
structuraux caractéristiques et les préparations colorées par
le picro-carmin sont les plus démonstratives.

L'actinomycète se montre formé de deux parties bien distinctes : 1° une partie centrale, ronde ou légèrement ovale, colorée en jaune pâle, à structure nettement fibrillaire ; 2° une partie périphérique, constituée par les renflements caractéristiques dont la substance grenue est fortement teintée en rouge. Ils ne sont plus disposés sans ordre, mais se réunissent en rangs serrés et se ramifient régulièrement autour du noyau central comme les rayons d'une roue. Ce sont bien là des nodules actinomycétiques types.

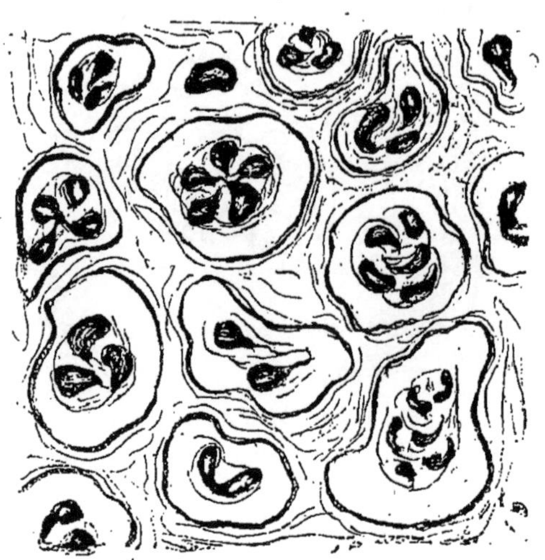

Fig. 12. — *Obj. 8 A Reichert.*
Nodule actinomycétique.

Il est remarquable que dans ces préparations très démonstratives, n'ont pas été retrouvés les fuseaux réfringents non colorés, déjà décrits dans les préparations extemporanées. Cela tient à ce que les dernières coupes ont été faites sur des foyers en pleine activité actinomycétique, tandis que les grains provenaient de régions dans lesquelles le processus était déjà en partie éteint.

Dans toutes ces préparations, faites et examinées avec le plus grand soin, aucune ne m'a présenté d'autre parasite que l'actinomycète ; il a été notamment impossible de déceler soit des streptocoques, soit des staphylocoques, malgré des examens répétés avec l'objectif à immersion.

VI

Conclusions.

1° L'actinomycome des mâchoires à forme néoplasique limitée, qui n'avait pas été diagnostiqué en France jusqu'à ce jour, est moins rare qu'on ne le suppose ; il a été plus d'une fois confondu avec des tumeurs diverses solides ou polykystiques ;

2° En présence d'une tumeur des mâchoires, il ne faut pas songer seulement à la tuberculose, à la syphilis, au cancer, à la maladie kystique, à une lésion inflammatoire, d'origine dentaire ou non ; il est nécessaire d'avoir présente à l'esprit la possibilité de l'actinomycose, surtout dans le cas où l'on constate du trismus précoce et des fistulettes nombreuses sans engorgement ganglionnaire ;

3° La clinique suffit, à défaut d'un examen bactériologique positif, pour affirmer le diagnostic d'actinomycose ;

4° Il est indispensable de rechercher l'actinomycose dans les cas d'appendicite, surtout à répétition, et d'une façon générale dans les suppurations viscérales ou cutanées à marche anormale ;

5° L'action de l'iodure, absolument héroïque dans certains cas, peut être, dans d'autres, très insuffisante ou ne se produire qu'après une absorption prolongée du médicament ; le pronostic de l'actinomycose, même traitée par l'iodure, reste parfois très grave. La durée de l'administration de l'iodure est subordonnée à la durée de la maladie ;

6° Le traitement tonique général a, chez certains malades, une importance capitale et, à ce point de vue, l'actinomycose peut être assimilée à la tuberculose ;

7° Les lésions para-actinomycosiques circonscrites, soustraites à l'action du traitement médical, sont susceptibles d'une action chirurgicale conservatrice et ne doivent pas, de parti pris, être traitées comme un néoplasme absolument malin. La résection du maxillaire devra être pratiquée seulement lorsqu'on aura pu s'assurer que l'os est irrémédiablement perdu ;

8° Les injections de sérum antistreptococcique paraissent n'avoir pas eu d'influence sur la régression de l'actinomycose faisant le sujet de la présente étude ;

9° La contagion directe par l'homme ou par les animaux paraît peu probable ; l'origine de l'infection actinomycétique est presque exclusivement végétale ; elle est due souvent à la mauvaise habitude qu'ont certaines personnes de porter à leur bouche des pailles ou des épis. L'infection se produit en dehors de la carie dentaire ; le rôle de celle-ci se borne à faciliter l'introduction du parasite.

10° Ainsi que les champignons pathogènes en général et à l'inverse des Bactéries, l'Actinomycète paraît bien ne point produire d'infection par sécrétions toxiques solubles ; la généralisation du mal ne s'opère que par sa propagation de proche en proche, et la formation des foyers à distance est consécutive à des embolies vasculaires transportant au loin non des toxines, mais bien le parasite lui-même.

VII

Supplément bibliographique.

OUVRAGES FRANÇAIS SUR L'ACTINOMYCOSE HUMAINE (1)

1850

Davaine. Note sur une tumeur indéterminée des os maxillaires du bœuf. *C.-R. de la Soc. de biol.*

1853

Ch. Robin et **Laboulbène.** Mémoire sur trois productions morbides non décrites. *C.-R. de la Soc. de biol.*, t. I, p. 351.

1857

Lebert. *Traité d'anatomie pathologique générale*, t. I, p. 54, et atlas, 1857.

(1) Les publications de Davaine, Ch. Robin et Laboulbène, Lebert, contiennent les premières descriptions connues du parasite, étudié ensuite en Italie par Rivolta (1868-1875), Perroncito (1875), puis en 1876 à Munich par Bollinger et le botaniste Harz, lequel le reconnut pour un microphyte spécial et lui donna le nom d'*Actinomyces bovis*.

1883

Jullien. De l'actinomycose humaine. *Rev. de chir.*, n° 10.
Nocard. Sur un cas d'actinomycose, le premier observé en France. *Arch. vétér.*, t. IX, p. 241.

1884

Mauri. Contribution à l'étude de l'actinomycose. *Revue de Toulouse*, t. XVIII.
Longuet. De l'actinomycose. *Gaz. hebd.*, p. 341.
Bricon. De l'actinomycose. *Bull. méd.*, n°ˢ 7 et 9.
Firket. Actinomycose de l'homme et des animaux. *Rev. de méd.*, p. 273.
Meyer. Sur un cas d'actinomycose chez l'homme. *Gaz. méd. de Strasbourg*, t. XIII, p. 99.

1885

Toison. L'actinomycose. *Journ. des sc. méd. de Lille*, 20 nov.

1886

J. Schmitt. *Dictionnaire de Jaccoud*, t. XL, p. 332, art. Microbes.
Mathieu. De l'actinomycose. *Rev. des sc. méd.*, t. II, p. 735.
Cornil. De l'actinomycose. *Journ. des conn. méd.*

1887

Mandereau. De l'actinomycose. *Bull. de l'Acad. de méd.*, t. XVII.

1888

Nocard et Lucet. Actinomycose chez l'homme. *Bull. de l'Acad. de méd.*, t. XX.
M.-A. Duprat. De l'actinomycose chez l'homme. *Bull. méd.*, p. 1363.
Moulé. Prophylaxie de l'actinomycose. Congrès des sociétés savantes, mai.

1889

Leloir et Vidal. *Traité descriptif des maladies de la peau.*
Haussmann. De l'actinomycose. *Arch. gén. de méd.*, oct.
R. Blanchard. Sur les végétaux parasites non microbiens transmissibles à l'homme. Congrès d'hygiène.

1890

Grandeau. L'actinomycose et la santé publique. *Journ. d'agric. prat.*, nᵒˢ 48 et 49.

Cart. *De l'actinomycose.* Th. de Paris.

Cornil et **Babès.** *Les bactéries*, 3ᶜ édit.

Plicque. L'actinomycose chez l'homme et les animaux. *Gaz. des hôp.*, 5 juillet.

Nocard et **Leclainche.** Épizooties, art. Actinomycose. *Encyclopédie d'hygiène et de méd. publ.* de J. Rochard.

1891

G. Gautier. Électrolyse médicamenteuse et action des corps à l'état naissant; application de cette méthode de traitement à la médecine, *Rev. internat. d'électrol.*, nᵒ 3, novembre.

Lereboullet. L'importation des viandes américaines et l'actinomycose. *Gaz. heb.*, 10 janv.

Legrain. Un cas d'actinomycose cutanée. *Ann. de derm. et de syph.*, t. II, p. 10.

Doyen et **Roussel.** Trois cas d'actinomycose chez l'homme. *Transact. of the 7ᶜ Internat. Congress of Hygiene and Demography*, Londres, août, vol. III, p. 199.

Nocard. Note sur l'étiologie de l'actynomycose. *Même vol.*, p. 199.

G. Roussel. *De l'actinomycose chez l'homme en France.* Th. de Paris.

Darier et **Gautier.** Un cas d'actinomycose de la face. *Ann. de derm. et de syph.*, juin.

Choux. Un cas d'actinomycose chez l'homme. *Arch. de méd. milit.*, décembre.

Poncet. Actinomycose. *Traité de chirurgie* de Duplay et Reclus, t. II.

Heydenreich. Actinomycose des maxillaires. *Traité de chirurgie* de Duplay et Reclus, t. V.

A. Broca. Actinomycose de la face, de la langue, du cou. *Traité de chirurgie* de Duplay et Reclus, t. V.

Israël, Letulle et **D. Gritzman.** *Traité pratique d'histologie pathologique*, p. 43, 119, 142, 193.

1892

Nocard. Notice sur l'actinomycose des animaux. Société centrale de médecine vétérinaire, mars.

Guermonprez et **Augier.** L'actinomycose en Flandre. *Gaz. des hôp.*, 11 févr.

Bécue. *De l'actinomycose.* Th. de Paris.

Lemière et **Bécue.** Société anatomique de Lille.

Domec. Contribution à l'étude de la morphologie de l'actinomycose. *Arch. de méd. expér.*, janv.

Poncet et **Dor**. Un cas d'actinomycose. *Lyon méd.*, 18 nov.

Gemy et **Vincent**. Sur une affection parasitaire du pied, analogue à la maladie de Madura. *Sem. méd.*

C. Sauvageau et **M. Radais**. Sur les genres *Cladothrix, Streptothrix, Actinomyces,* et description de deux *Streptothrix* nouveaux. *Ann. de l'Inst. Pasteur*, t. VI, p. 242.

Macé. *Traité pratique de bactériologie.*

1893

Nocard. Traitement de l'actinomycose par l'iodure de potassium (traitement Thomassen). *Recueil de médecine vétérinaire pratique.*

Rochet. De l'actinomycose humaine. *Gaz. hebd.*, p. 13.

W. Dubreuilh et **Sabrazès**. Actinomycose cutanée. Société d'anatomie de Bordeaux, 30 janv.

Taburet. *Actinomycose cutanée.* Th. de Bordeaux.

Daudibert du Bourguet et **Legrain**. Actinomycose cutanée observée en Algérie. *Ann. de derm. et de syph.*, 8 avril.

Artault. *Recherches bactériologiques, mycologiques, zoologiques et médicales sur l'œuf de poule et ses infections.* Th. de Paris.

Coyne. *Traité élémentaire d'anatomie pathologique.* Bordeaux.

Hallopeau. *Traité élémentaire de pathologie générale.*

E. Albert et **A. Broca**. Art. Kystes dentaires et art. Actinomycose. *Traité de chirurgie clinique et médecine opératoire*, t. I, p. 128 et 325.

Coignet. Un cas d'actinomycose. *Lyon méd.*, juin.

Pawlowski et **Maksoutow**. Sur la phagocytose dans l'actinomycose. *Ann. de l'Inst. Pasteur.*

Netter. Maladies aiguës du poumon et de la plèvre. *Traité de médecine* de Charcot, Bouchard et Brissaud.

Netter. Trois cas d'actinomycose thoracique. Efficacité du traitement par l'iodure de potassium. *Bull. et mém. de la Soc. méd. des hôp.*, 3 nov.

Arloing, Bérard, Dor, Paully, Pollosson, Poncet, Rochet, Rollet. Soc. des sc. méd. de Lyon.

E. Ruelle. *Contribution à l'étude du mycétome.* Th. de Bordeaux.

G.-H. Roger. Actinomycose. *Traité de médecine* de Charcot, Bouchard et Brissaud.

Nocard. La botryomycose. *Bull. de la Soc. cent. de méd. vétér.*

1894

Kanthack. De l'actinomycose à forme pyohémique, *Semaine méd.*, p. 39.

Leclainche. Actinomycose et botryomycose. *Méd. moderne*, 31 janv.

Cart. De l'actinomycose. *Arch. gén. de méd.*, mars.

Gaube. Actinomycose de la face guérie par l'iodure de potassium. *Union médicale du Nord-Est*, t. I, mars.

Jirou. *Contribution à l'étude de l'actinomycose en France et en particulier dans la région lyonnaise*, Th. de Lyon.

Dor, Jaboulay, Poncet. *Lyon méd.*

G. Bérard. *Traitement de l'actinomycose par l'iodure de potassium.* Th. de Bordeaux.

H. Vincent. Etude sur le parasite du « pied de Madura ». *Ann. de l'inst. Pasteur.*

Le Dantec. Etude bactériologique sur le « pied de Madura » du Sénégal, variété truffoïde. *Arch. de méd. nav.*, t. LXII, p. 447.

Guermonprez et Bécue. *Actinomycose* (Bibliothèque Charcot-Debove).

Dor. Un cas d'actinomycose humaine à Lyon. *Gaz. hebd.*

Gangolphe. *Traité des maladies infectieuses et parasitaires des os.*

Thibierge. *Thérapeutique des maladies de la peau.*

1895

Bérard, Bert, Dor, Jaboulay, Pollosson, Poncet, Rochet, Vallas. *Prov. méd.* ; *Lyon méd.*

Monestié. *Actinomycose cutanée.* Th. de Paris.

Poncet. Actinomycose humaine à Lyon. *Gaz. hebd.*

E. Chrétien. De l'actinomycose humaine. *Sem. méd.*, n° 3.

Choux. Etude clinique et thérapeutique de l'actinomycose. *Arch. gén. de méd.*, avril, mai et juin.

Follet. Actinomycose. *Nord méd.*, juin.

Legrain. Un cas d'actinomycose. *Ann. de derm. et syph.*, juillet.

W. Dubreuilh et D. Frèche. Actinomycose dans le sud-ouest. *Ann. de derm. et syph.*, n°s 8 et 9.

Ferré et Faguet. Sur un abcès du cerveau à streptothrix. *Semaine méd.*, t. XV.

Sabrazès et P. Rivière. Les parasites du genre streptothrix dans la pathologie humaine. *Semaine méd.*, t. XV.

V. Besse. *De l'actinomycose cervico-faciale.* Th. de Lyon.

Quenet. *De l'actinomycose du maxillaire supérieur.* Th. de Lyon.

Reboul. Un cas d'actinomycose thoracique. *Gaz. des hôp.*, nov.

R. Blanchard. Parasites végétaux. *Traité de pathologie générale* de BOUCHARD.

1896

Guillemot (de Thiers). Actinomycose cutanée de la joue gauche. *Lyon médical*, 26 janv.

Audry (de Toulouse). Un cas d'actinomycose cervico-faciale. *Gaz. hebd.*, 30 janv.

P. Berger. Ostéome du maxillaire inférieur. *Bull. et mém. de la Soc. de chir.*, 12 février.

Bérard. De l'actinomycose humaine. *Gaz. des hóp.*, 29 févr. et 7 mars.

Thiéry. Un cas d'actinomycose. Soc. de chir., séance du 22 avril, et Soc. anat.

Pic. De l'actinomycose pleuro-pulmonaire. *Prov. méd.*, mai.

Meunier (de Tours). Actinomycose cervico-faciale. Relation des quatre premiers cas observés en Touraine et communiqués à l'Académie de médecine en mars 1893 et juillet 1895, publiés en juin 1896.

Brodier. Actinomycose. *Traité de chirurgie clinique et opératoire* de LE DENTU et P. DELBET, t. I.

Mauclaire. Infection actinomycosique des os. *Traité de chirurgie clinique et opératoire* de LE DENTU et P. DELBET.

Ménétrier. Actinomycose. *Traité de médecine et de thérapeutique* de BROUARDEL et A. GILBERT, t. II.

Moniez. *Traité élémentaire de parasitologie animale et végétale.*

A. Netter. Traitement de l'actinomycose, *Traité de thérapeutique* de A. ROBIN.

Nocard et Leclainche. *Les maladies microbiennes des animaux.*

Delearde. *Contribution à l'étude de l'actinomycose.* Th. de Lille.

Ringeard. *Manifestations cutanées de l'actinomycose.* Th. de Paris, 413.

H. Garde. *De l'actinomycose œsophagienne.* Th. de Lyon.

Duguet. Sur un cas d'actinomycose bucco-faciale guéri. *Bull. Ac. de méd.*, 21 juill.

R. Blanchard. Rapport sur un mémoire de M. le docteur P. DUCOR, intitulé : « Contribution à l'étude de l'actinomycose en France ; actinomycome circonscrit datant de huit ans. » *Bull. de l'Acad. de méd.*, 4 août, t. XXXVI.

P. Ducor. Actinomycose néoplasique. *Gaz. des hôpit.*, avril, août et sept.

Naussac. *Actinomycose pulmonaire*, Th. de Lyon.

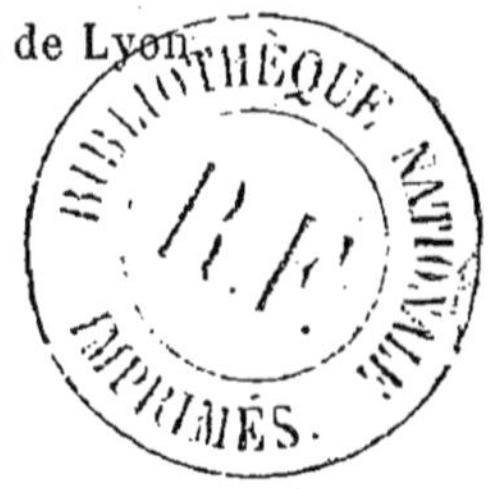

TABLE DES MATIÈRES

CHAPITRE IV

CHAPITRE V

CHAPITRE VI

CHAPITRE VII

PARIS. — IMPRIMERIE F. LEVÉ, 17, RUE CASSETTE